La Infección por Citomegalovirus Desmitificada

Un Enfoque Integral y Práctico Para
Comprender los Síntomas, las Causas, los
Tratamientos y Superar la Afección

| Cosas Que Debes Saber |

Isabella White

Acerca del Libro

La Infección por Citomegalovirus Desmitificada es una guía esencial para cualquiera que busque comprender mejor esta condición generalizada pero a menudo incomprendida. Con su cobertura integral del CMV, incluido su impacto potencial, estrategias de manejo y medidas preventivas, este libro es un recurso autorizado que puede ayudarlo a mantenerse informado y tomar control de su salud. Si usted es un profesional de la salud, un paciente o alguien interesado en aprender sobre el CMV, *La Infección por Citomegalovirus Desmitificada* es una lectura obligada.

La investigación meticulosa de White y su estilo de escritura accesible hacen de este libro un recurso invaluable para quienes viven con CMV, sus familias, proveedores de atención médica y cualquier persona interesada en la salud pública. Los capítulos detallados del libro cubren todo, desde la biología básica del virus hasta los últimos avances en el tratamiento y la búsqueda continua de una vacuna.

Combinando precisión científica y narración empática, **La Infección por Citomegalovirus Desmitificada** ilumina y tranquiliza a las personas afectadas por CMV, brindándoles consuelo y optimismo. Es un testimonio de la resiliencia de los pacientes y de la dedicación de la comunidad médica para combatir esta amenaza silenciosa.

Si usted es un profesional médico, un paciente o alguien que busca ampliar sus conocimientos, este libro será una herramienta crucial en su arsenal contra el CMV. Únase a Isabella White en un viaje de descubrimiento y empoderamiento con **La Infección por Citomegalovirus Desmitificada.**

Sobre el Autor

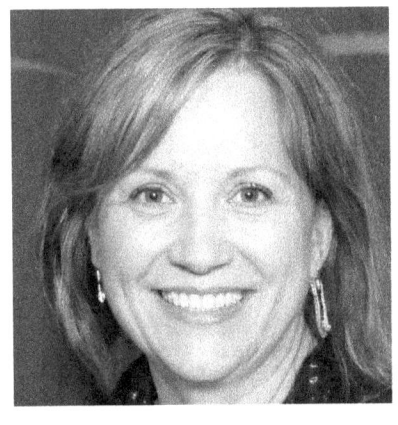

Isabella White aporta su profunda experiencia y compasión para iluminar los desafíos de salud a través de sus escritos. Como practicante de medicina integrativa, combina el conocimiento médico convencional con enfoques holísticos basados en evidencia.

La Dra. White recibió su título de médico y una maestría en medicina tradicional china de la Universidad de Washington. Tiene más de 15 años de experiencia clínica, capacitando a los pacientes para optimizar su salud y bienestar.

Como escritor experimentado sobre salud, el Dr. White es conocido por sintetizar conceptos médicos complejos en un lenguaje accesible y atractivo. Ha publicado artículos sobre técnicas integrativas en revistas y libros médicos.

Con más de una década inmersa en la investigación y la educación, el Dr. White ofrece a los lectores conocimientos científicamente rigurosos pero humanistas. Su experiencia clínica y su aprecio por las perspectivas de los pacientes hacen que sus escritos resuenen en diversas audiencias.

El Dr. White tiene como objetivo equipar a los lectores con las herramientas necesarias para garantizar una atención y resultados óptimos al explicar temas de salud con sabiduría, empatía y sensibilidad. Aporta claridad, tranquilidad y esperanza basadas en la ciencia y la compasión.

Tabla de Contenido

INTRODUCCIÓN

El citomegalovirus (CMV) es una infección viral muy extendida de la familia del virus del herpes. Es común y a menudo asintomático, lo que significa que muchas personas lo contraen sin darse cuenta. Sin embargo, para determinadas personas, como aquellas con sistemas inmunitarios debilitados o mujeres embarazadas, el CMV puede suponer graves riesgos para la salud.

La prevalencia del CMV es asombrosa: las estimaciones sugieren que entre el 50 % y el 80 % de los adultos en los Estados Unidos han sido infectados con el virus cuando llegan a los 40 años de edad. Si bien la mayoría de las personas sanas que contraen CMV no experimentan síntomas o solo presentan síntomas leves parecidos a los de la gripe, el virus puede tener consecuencias graves para grupos específicos.

Para las personas con sistemas inmunológicos comprometidos, como aquellas que se someten a trasplantes de órganos, reciben tratamientos contra el cáncer o viven con VIH/SIDA, el CMV puede causar complicaciones potencialmente mortales. En estos casos, el virus puede provocar infecciones graves que afectan a varios órganos, incluidos los pulmones, el hígado, el cerebro y los ojos.

Las mujeres embarazadas que contraen CMV por primera vez durante el embarazo pueden transmitir la infección al feto, una afección conocida como CMV congénito. Esto puede provocar discapacidades congénitas devastadoras, como pérdida de audición, discapacidad visual, discapacidad intelectual e incluso muerte fetal o aborto espontáneo.

A pesar de su prevalencia y riesgos potenciales, muchas personas desconocen el CMV o subestiman su impacto. Esta falta de conciencia a menudo conduce a medidas preventivas inadecuadas, retrasos en el diagnóstico y un manejo subóptimo de la infección y sus consecuencias.

La Importancia de la Concientización y la Educación

Crear conciencia y promover la educación sobre el citomegalovirus (CMV) es crucial por varias razones. En primer lugar, ayuda a las personas a comprender los posibles riesgos e impactos de la infección, en particular aquellas con sistemas inmunológicos debilitados o mujeres embarazadas.

Muchas personas desconocen los peligros del citomegalovirus (CMV) y suponen que es un virus inofensivo y sin consecuencias importantes. Esto puede generar una falsa sensación de seguridad y hacer que no se tomen las precauciones necesarias o no se busque atención médica oportuna. Es fundamental comprender que esta idea errónea puede tener graves consecuencias y debemos informarnos sobre los riesgos asociados con el CMV.

Además, el conocimiento limitado sobre el CMV puede contribuir a retrasar el diagnóstico y a un tratamiento inadecuado de la infección. Los profesionales de la salud pueden pasar por alto o diagnosticar erróneamente los síntomas relacionados con el CMV, lo que lleva a perder oportunidades de intervención y tratamiento tempranos.

La educación y la concientización también desempeñan un papel vital en la prevención de la propagación del CMV. Al comprender los modos de transmisión e implementar prácticas de higiene adecuadas, las personas pueden reducir el riesgo de contraer o transmitir el virus a poblaciones vulnerables, como los recién nacidos y las personas inmunodeprimidas.

Una mayor concientización y educación también pueden facilitar debates abiertos sobre el CMV, rompiendo estigmas y conceptos erróneos que puedan existir en torno a la infección. Este diálogo abierto puede alentar a las personas a buscar apoyo, compartir sus experiencias y contribuir a una comprensión más integral de la afección.

Además, la sensibilización puede impulsar esfuerzos de investigación y oportunidades de financiación para desarrollar mejores métodos de diagnóstico, tratamientos y medidas preventivas contra el CMV. A medida que más personas se informen sobre las posibles consecuencias de la infección, habrá una mayor demanda de soluciones efectivas y apoyo a los esfuerzos científicos en esta área.

Este libro tiene como objetivo promover la conciencia y la educación sobre el CMV empoderando a las personas con conocimiento y comprensión. Permite a los lectores tomar decisiones informadas, buscar atención médica adecuada e implementar medidas preventivas para protegerse a sí mismos y a sus seres queridos de los riesgos potenciales asociados con esta infección viral generalizada.

Capítulo 1

LOS FUNDAMENTOS DEL CITOMEGALOVIRUS

¿Qué es el Citomegalovirus?

El citomegalovirus (CMV) es un miembro de la familia de los virus del herpes, un grupo de virus conocidos por establecer infecciones de por vida en el cuerpo humano. A diferencia de otros virus del herpes conocidos, como los que causan herpes labial o varicela, el CMV se dirige principalmente a células y tejidos específicos del cuerpo en lugar de causar infecciones cutáneas generalizadas.

En esencia, el CMV es un virus complejo y altamente adaptable que ha evolucionado junto con los humanos durante siglos. Es experto en evadir las defensas inmunes del cuerpo, lo que le permite persistir en un estado latente dentro de las células durante períodos prolongados sin causar síntomas perceptibles. Esta capacidad de pasar desapercibida es una de las razones por las que las infecciones por CMV están tan extendidas, y una parte importante de la población mundial es portadora del virus sin siquiera darse cuenta.

A pesar de su naturaleza sigilosa, el CMV no siempre es inofensivo. En personas con sistemas inmunológicos debilitados, como aquellas que se someten a trasplantes de órganos, reciben tratamientos contra el cáncer o viven con VIH/SIDA, el virus puede reactivarse y causar complicaciones graves que afectan varios órganos, incluidos los pulmones, el hígado, el cerebro y los ojos. Además, las mujeres embarazadas que contraen una infección primaria por CMV durante el embarazo pueden transmitir el virus al feto, lo que lleva a un CMV congénito. Esta condición puede resultar en discapacidades congénitas graves y discapacidades del desarrollo a largo plazo.

Si bien el CMV es conocido principalmente por su impacto en las poblaciones vulnerables, es importante señalar que incluso las personas sanas pueden experimentar síntomas leves a moderados cuando se infectan inicialmente con el virus. Estos síntomas pueden variar desde fatiga y fiebre hasta glándulas inflamadas y dolor de garganta, que a menudo imitan los de otras infecciones virales comunes como la gripe o la mononucleosis.

Es fundamental que las personas, los profesionales sanitarios y las autoridades de salud pública comprendan la naturaleza del CMV, sus modos de transmisión y su potencial para causar daño en circunstancias específicas. Al desmitificar este virus complejo y crear conciencia sobre su existencia y sus posibles consecuencias, podemos prevenir su propagación, gestionar su impacto y, en última instancia, superar los desafíos de esta infección persistente y adaptable.

Perspectiva Histórica

La historia del citomegalovirus (CMV) es una historia intrigante que abarca siglos y se entrelaza con importantes descubrimientos científicos y avances médicos. Si bien el virus probablemente coexistió con los humanos durante miles de años, su identificación y comprensión formales han evolucionado, lo que refleja la progresión del conocimiento médico y las capacidades tecnológicas.

La primera referencia conocida al CMV se remonta a finales del siglo XIX, cuando dos patólogos alemanes, Hugo Ribbert y Johann Ritter von Rittershain, observaron de forma independiente células anormalmente grandes en los pulmones y riñones de bebés nacidos muertos. Estas células agrandadas, más tarde denominadas células "citomegálicas", fueron las primeras pistas de la existencia de un patógeno desconocido.

En la década de 1950 se produjeron avances importantes en la investigación del CMV. En 1954, Margaret Gladys Smith, viróloga del Laboratorio de Enfermedades Virales y Rickettsiales de Boston, aisló y cultivó con éxito el virus de dos casos de bebés con enfermedad de inclusión citomegálica congénita. Este logro innovador allanó el camino para futuras investigaciones sobre la naturaleza y el comportamiento del virus.

A lo largo de las décadas siguientes, investigadores de todo el mundo dedicaron esfuerzos sustanciales a desentrañar los misterios del CMV. Los avances en biología molecular, inmunología y tecnologías de diagnóstico desempeñaron un papel crucial en la profundización de nuestra comprensión de la estructura del virus, los modos de transmisión y su capacidad para evadir el sistema inmunológico humano.

Uno de los hitos más importantes en la investigación del CMV se produjo en la década de 1980, cuando se reconoció que el virus era una causa importante de infecciones potencialmente mortales en personas con sistemas inmunitarios debilitados, en particular aquellos que se sometían a trasplantes de órganos o vivían con VIH/SIDA. Esta comprensión puso de relieve la necesidad urgente de tratamientos antivirales eficaces y medidas preventivas para proteger a estas poblaciones vulnerables.

Hoy en día, el CMV sigue siendo objeto de intensa investigación científica, con investigaciones en curso centradas en el desarrollo de mejores herramientas de diagnóstico, terapias antivirales más efectivas y posibles vacunas candidatas. Hoy en día, muchas personas tienen acceso a técnicas moleculares muy avanzadas que nos han ayudado a aprender mucho sobre cómo el CMV afecta y cambia el sistema inmunológico humano. Esto nos ha ayudado a comprender aún mejor este virus desafiante y complicado.

Prevalencia y Epidemiología

El citomegalovirus (CMV) es una de las infecciones virales más prevalentes en todo el mundo y afecta a personas de todas las regiones geográficas, niveles socioeconómicos y grupos de edad. La prevalencia y epidemiología del CMV son sorprendentes y reflejan la capacidad del virus para propagarse eficientemente y establecer infecciones de por vida dentro del cuerpo humano.

A nivel mundial, se estima que más de la mitad de la población mundial es portadora del CMV, con tasas de seroprevalencia (la presencia de anticuerpos que indican exposición pasada) que oscilan entre el 45% y el 100% en diferentes países y poblaciones. En países desarrollados como Estados Unidos y Europa occidental, las tasas de seroprevalencia suelen oscilar entre el 50% y el 80% entre los adultos y aumentan con la edad.

Sin embargo, la prevalencia del CMV es generalmente mayor en los países en desarrollo y las regiones con un nivel socioeconómico más bajo, donde factores como el hacinamiento, el saneamiento deficiente y el acceso limitado a la atención médica pueden contribuir a una transmisión más rápida. En algunas partes de África, Asia y América Latina, las tasas de seroprevalencia pueden superar el 90% en ciertos grupos de población.

Curiosamente, la prevalencia del CMV también varía según características demográficas específicas. Las mujeres tienden a tener tasas de seroprevalencia más altas que los hombres, probablemente debido a una mayor exposición a través del cuidado de los niños y las responsabilidades de cuidado. Además, las personas de entornos socioeconómicos más bajos y las que viven en condiciones de hacinamiento tienen un mayor riesgo de contraer CMV debido a una exposición más frecuente al virus a través del contacto cercano y entornos compartidos.

Los modos de transmisión del CMV son diversos, lo que contribuye a su naturaleza generalizada. El virus puede transmitirse a través de fluidos corporales, como saliva, orina, sangre y leche materna, así como a través del contacto personal cercano, la actividad sexual y la transmisión vertical de madre a hijo durante el embarazo o el parto. Esta multitud de rutas de transmisión hace que sea difícil prevenir completamente la exposición, particularmente en poblaciones con CMV altamente prevalente.

Si bien las infecciones por CMV generalmente son asintomáticas o causan síntomas leves en personas sanas, el virus puede plantear riesgos importantes para determinadas poblaciones vulnerables. El CMV congénito, que ocurre cuando el virus se transmite de una madre infectada al feto, es una de las principales causas de discapacidades congénitas y del desarrollo en todo el mundo. Además, el CMV es una amenaza importante para las personas con sistemas inmunitarios debilitados, como los receptores de trasplantes de órganos, los pacientes con cáncer sometidos a quimioterapia y los que viven con VIH/SIDA.

Comprender la prevalencia y la epidemiología del CMV es crucial para desarrollar estrategias efectivas de salud pública, implementar medidas preventivas y priorizar los esfuerzos de investigación para abordar los desafíos que plantea esta infección viral generalizada. Al reconocer la carga global del CMV y su impacto potencial, podemos asignar mejor los recursos y adaptar las intervenciones para proteger a las poblaciones más vulnerables.

Capitulo 2

TRANSMISIÓN Y FACTORES DE RIESGO

Cómo se Transmite el CMV

El citomegalovirus (CMV) es un virus altamente contagioso que puede transmitirse por diversas vías, lo que lo convierte en una infección generalizada y persistente. Comprender los diferentes modos de transmisión es crucial para implementar medidas preventivas efectivas y proteger a las poblaciones vulnerables de las posibles consecuencias del CMV.

Una de las principales formas de transmisión del CMV es a través del contacto directo con fluidos corporales, como saliva, orina, sangre, semen y leche materna, de una persona infectada. Esto puede ocurrir a través de actividades como besarse, compartir utensilios o recipientes para beber, contacto sexual o exposición a secreciones infecciosas durante el parto o la lactancia.

El CMV también se puede transmitir a través de contacto personal cercano, particularmente en entornos donde las personas viven o trabajan muy cerca. Este modo de transmisión es especialmente relevante en guarderías, escuelas y centros de atención a largo plazo, donde el virus puede propagarse fácilmente a través de juguetes, superficies o actividades de cuidado compartidos.

Otra ruta importante de transmisión del CMV es la transmisión vertical, que ocurre cuando una madre infectada transmite el virus al feto durante el embarazo o al recién nacido durante el parto. Este tipo de transmisión puede provocar CMV congénito. Esta condición puede causar discapacidades congénitas graves y discapacidades del desarrollo a largo plazo en el niño afectado.

Además de estas vías, el CMV también se puede transmitir mediante trasplantes de órganos o transfusiones de sangre. Sin embargo, medidas rigurosas de detección y seguridad han reducido significativamente el riesgo de transmisión por estos medios en muchos países desarrollados.

Es importante señalar que las personas con sistemas inmunológicos debilitados, como los receptores de trasplantes de órganos, las personas que reciben tratamiento contra el cáncer o las que viven con VIH/SIDA, tienen un mayor riesgo de contraer CMV o experimentar la reactivación de una infección previamente latente. En estos casos, el virus puede causar complicaciones graves y potencialmente mortales que afectan a diversos órganos y sistemas.

Poblaciones de Alto Riesgo

Si bien las infecciones por citomegalovirus (CMV) generalmente son asintomáticas o causan síntomas leves en personas sanas, ciertas poblaciones tienen un mayor riesgo de desarrollar complicaciones graves a causa del virus. Comprender a estos grupos de alto riesgo es crucial para implementar medidas preventivas específicas y garantizar una atención médica adecuada.

1. **Bebés con CMV congénito:**
   El CMV congénito, que ocurre cuando el virus se transmite de una madre infectada al feto durante el embarazo, es uno de los factores de riesgo más importantes. Los bebés que nacen con CMV congénito corren el riesgo de desarrollar una variedad de discapacidades congénitas y discapacidades a largo plazo, que incluyen pérdida de audición, discapacidad visual, discapacidad intelectual y retrasos en el desarrollo. La identificación y el tratamiento tempranos son cruciales para minimizar el impacto potencial en estos bebés.

2. **Individuos con sistemas inmunológicos débiles:**
   Las personas con sistemas inmunitarios comprometidos tienen un mayor riesgo de desarrollar infecciones graves por CMV. Esto incluye a los receptores de trasplantes de órganos, personas sometidas a tratamiento

contra el cáncer (particularmente aquellos que reciben trasplantes de células madre o de médula ósea) y aquellos que viven con VIH/SIDA. En estos casos, el CMV puede reactivarse de un estado previamente inactivo y causar complicaciones potencialmente mortales que afectan a varios órganos, como neumonía, enfermedades gastrointestinales y retinitis (una infección de la retina que puede provocar pérdida de la visión).

3. **Bebés prematuros:**
   Los bebés prematuros, en particular los nacidos antes de las 32 semanas de gestación o con muy bajo peso al nacer, tienen un mayor riesgo de desarrollar infecciones graves por CMV. Su sistema inmunológico inmaduro y sus estancias hospitalarias prolongadas los hacen más susceptibles a contraer el virus, lo que puede provocar complicaciones graves como neumonía, hepatitis y problemas neurológicos.

4. **Trabajadores de la salud:**
   Los profesionales de la salud, especialmente aquellos que trabajan en entornos con una alta prevalencia de CMV, como unidades neonatales o de trasplantes, corren un riesgo elevado de exposición ocupacional al virus. Las medidas preventivas adecuadas, incluido el equipo de protección personal y el cumplimiento de los protocolos de control de infecciones, son esenciales para minimizar el riesgo de transmisión.

5. **Individuos en configuraciones de contacto cercano:**
   El CMV puede propagarse rápidamente en entornos donde las personas viven o trabajan juntas, como guarderías, escuelas, centros de atención a largo plazo y cuarteles militares. Los niños y los cuidadores en estos entornos corren un mayor riesgo de contraer el virus debido a la mayor probabilidad de exposición a fluidos corporales y contacto personal cercano.

Identificar y comprender a estas poblaciones de alto riesgo es vital para implementar estrategias de prevención específicas, como promover la concientización, practicar una buena higiene y cumplir con los protocolos de control de infecciones. Además, el diagnóstico temprano y el tratamiento médico adecuado son cruciales para minimizar las posibles complicaciones y consecuencias a largo plazo de las infecciones por CMV en estos grupos vulnerables.

Medidas Preventivas

Prevenir la transmisión del citomegalovirus (CMV) es crucial, especialmente para proteger a las poblaciones de alto riesgo de las posibles consecuencias de la infección. Si bien la erradicación completa del CMV puede no ser factible debido a su naturaleza generalizada, diversas medidas preventivas pueden reducir significativamente el riesgo de transmisión y minimizar el impacto del virus.

- **Practicar una buena higiene:**
Mantener una adecuada higiene de manos es una de las medidas más eficaces contra la propagación del CMV. Es fundamental lavarse las manos frecuentemente con agua y jabón, especialmente después de manipular fluidos corporales, cambiar pañales o entrar en contacto con superficies potencialmente contaminadas. Para minimizar el riesgo de transmisión, también es recomendable cubrirse al toser y estornudar, evitar compartir objetos personales como utensilios o recipientes para beber y mantener limpio el ambiente.

- **Implementación de medidas de control de infecciones:**
En los entornos sanitarios, el cumplimiento estricto de los protocolos de control de infecciones es vital para prevenir la propagación del CMV. Esto incluye el uso de equipo de protección personal (EPP) al manipular fluidos corporales, la desinfección y esterilización adecuadas del equipo médico

y el cumplimiento de las precauciones estándar para el cuidado del paciente.

- **Detección y pruebas:**
  Los exámenes y pruebas regulares de CMV pueden ayudar a identificar a las personas infectadas, especialmente en poblaciones de alto riesgo, como mujeres embarazadas, receptores de trasplantes de órganos y células madre, e individuos con sistemas inmunológicos comprometidos. La detección temprana permite una intervención y un tratamiento rápidos, reduciendo el riesgo de complicaciones graves.

- **Manejo seguro de sangre y fluidos corporales:**
  Garantizar la seguridad de los productos sanguíneos y otros fluidos corporales es crucial para prevenir la transmisión del CMV. Los bancos de sangre y los centros de atención médica deben implementar medidas de detección rigurosas y seguir protocolos estrictos para el manejo y procesamiento de sangre y productos sanguíneos para

minimizar el riesgo de transmisión del CMV a través de transfusiones o trasplantes de órganos.

- **Atención y educación prenatal:**
Para las mujeres embarazadas, es esencial recibir atención prenatal regular y educación sobre el CMV. Los proveedores de atención médica deben analizar los riesgos del CMV durante el embarazo, recomendar precauciones adecuadas (como evitar el contacto con fluidos corporales de niños pequeños) y ofrecer servicios de detección y asesoramiento a las mujeres embarazadas.

- **Desarrollo de vacunas:**
Si bien no hay ninguna vacuna autorizada contra el CMV disponible, la investigación en curso se centra en el desarrollo de vacunas seguras y eficaces para prevenir las infecciones por CMV, especialmente en poblaciones de alto riesgo. El desarrollo exitoso de una vacuna podría reducir significativamente la carga del CMV y

proteger a las personas vulnerables de las posibles consecuencias de la infección.

La implementación de una combinación de estas medidas preventivas adaptadas a poblaciones y entornos específicos de alto riesgo puede reducir significativamente el riesgo de transmisión del CMV y minimizar el impacto potencial del virus. A través de un enfoque integral que haga hincapié en la educación, la higiene, el control de infecciones y las intervenciones específicas, podemos trabajar para superar los desafíos de esta infección viral generalizada.

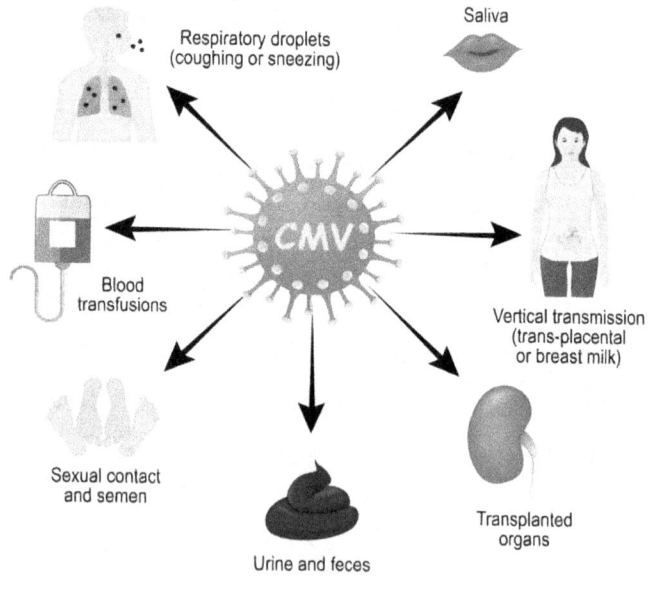

Capítulo 3

SIGNOS Y SÍNTOMAS

Reconocer la Infección por CMV

El citomegalovirus (CMV) a menudo se denomina virus "silencioso" o "sigilo" porque muchas personas que contraen la infección no experimentan síntomas o sólo experimentan síntomas leves e inespecíficos que pueden confundirse fácilmente con otras enfermedades comunes. Sin embargo, reconocer los posibles signos y síntomas de la infección por CMV es crucial, especialmente para las personas que pertenecen a grupos de alto riesgo, ya que puede ayudar en el diagnóstico temprano y el tratamiento oportuno, previniendo potencialmente complicaciones graves.

En personas sanas con un sistema inmunológico robusto, la infección inicial por CMV, conocida como infección primaria, puede presentarse con síntomas similares a los de la gripe, como:

1. Fatiga y debilidad
2. Fiebre
3. Dolor de garganta
4. Dolores musculares
5. Ganglios linfáticos inflamados

Estos síntomas son generalmente leves y pueden pasar desapercibidos o atribuirse a otras infecciones virales. Sin embargo, en algunos casos, la infección primaria por CMV puede causar síntomas más graves, incluida una enfermedad similar a la mononucleosis con fiebre prolongada, fatiga extrema y agrandamiento del bazo o del hígado.

Es importante tener en cuenta que después de la infección inicial, el CMV se vuelve latente, lo que significa que permanece latente en el cuerpo sin causar ningún síntoma. Sin embargo, en personas con sistemas inmunitarios debilitados, como receptores de trasplantes de órganos, quienes reciben tratamiento contra el cáncer o personas que viven con VIH/SIDA, el CMV latente puede reactivarse y causar complicaciones importantes.

Los síntomas de la reactivación del CMV o de una infección grave en personas inmunocomprometidas pueden variar según el sistema de órganos afectado, pero pueden incluir:

1. **Neumonía:** Tos, dificultad para respirar y fiebre.
2. **Enfermedad gastrointestinal:** Dolor abdominal, diarrea y náuseas.
3. **Retinitis:** Problemas de visión, moscas volantes y potencialmente pérdida de visión.
4. **Hepatitis:** Coloración amarillenta de la piel y los ojos, dolor abdominal y fatiga.
5. **Encefalitis:** Dolor de cabeza, confusión, convulsiones y déficits neurológicos.

En los recién nacidos con CMV congénito (adquirido de sus madres durante el embarazo), los síntomas pueden ser devastadores y pueden incluir:

1. Nacimiento prematuro
2. Talla pequeña para la edad gestacional.

3. Ictericia
4. Erupción o decoloración de la piel de color púrpura
5. Pérdida de la audición
6. Problemas de la vista
7. Retrasos en el desarrollo o discapacidades intelectuales.

Si bien muchas infecciones por CMV pueden ser asintomáticas o presentarse con síntomas leves e inespecíficos, es crucial conocer los signos potenciales y buscar atención médica, especialmente para personas en grupos de alto riesgo o aquellos que experimentan síntomas persistentes o graves. El reconocimiento y el diagnóstico tempranos pueden mejorar significativamente el manejo y los resultados de la infección por CMV, previniendo posibles complicaciones y protegiendo la salud de las poblaciones vulnerables.

Síntomas en Diferentes Grupos Demográficos

El citomegalovirus (CMV) puede afectar a personas de todas las edades y grupos demográficos; sin embargo, los síntomas y la gravedad de la infección pueden variar significativamente según la edad, el estado inmunológico y la salud general del individuo. Comprender cómo se presenta el CMV en diferentes grupos demográficos es crucial para un reconocimiento temprano, un diagnóstico preciso y un tratamiento adecuado.

- **Recién nacidos y bebés:**
  El CMV congénito, que ocurre cuando el virus se transmite de una madre infectada al feto durante el embarazo, puede tener consecuencias devastadoras para los recién nacidos y los bebés. Los síntomas pueden incluir parto prematuro, bajo peso al nacer, ictericia, hepatoesplenomegalia (agrandamiento del hígado y del bazo), erupción petequial, neumonitis y anomalías neurológicas como microcefalia, calcificaciones cerebrales y pérdida auditiva neurosensorial.

- **Niños y Adolescentes:**
  En niños y adolescentes sanos con un sistema inmunológico robusto, la infección primaria

por CMV suele ser asintomática o puede presentarse con síntomas leves e inespecíficos, como fiebre, fatiga, dolor de garganta e inflamación de los ganglios linfáticos. Sin embargo, algunos niños pueden desarrollar una enfermedad similar a la mononucleosis con fiebre prolongada, fatiga extrema y hepatoesplenomegalia.

- **Adultos sanos:**
  En adultos sanos con un sistema inmunológico competente, una infección primaria por CMV puede causar síntomas leves parecidos a los de la gripe, que incluyen fiebre, fatiga, dolor de garganta e inflamación de los ganglios linfáticos. Sin embargo, muchas personas pueden no experimentar síntomas o atribuir los síntomas leves a otras enfermedades virales comunes.

- **Mujeres embarazadas:**
  Para las mujeres embarazadas que contraen una infección primaria por CMV durante el embarazo, el virus puede potencialmente atravesar la placenta e infectar al feto en

desarrollo, lo que lleva a un CMV congénito. Si bien muchas mujeres embarazadas infectadas pueden ser asintomáticas o experimentar sólo síntomas leves, algunas pueden desarrollar una enfermedad similar a la mononucleosis con fiebre, fatiga e inflamación de los ganglios linfáticos.

- **Individuos inmunocomprometidos:**
  Las personas con sistemas inmunitarios debilitados, como los receptores de trasplantes de órganos, los pacientes con cáncer que reciben quimioterapia o radioterapia y los que viven con VIH/SIDA, tienen un mayor riesgo de sufrir infecciones graves por CMV. Los síntomas pueden variar según el sistema de órganos afectado; sin embargo, pueden incluir neumonía, enfermedades gastrointestinales, retinitis (que puede provocar pérdida de la visión), hepatitis y encefalitis.

- **Adultos mayores:**
  En los adultos mayores, particularmente aquellos con condiciones médicas

subyacentes o sistemas inmunológicos debilitados, la infección por CMV puede causar síntomas y complicaciones más graves, como neumonía, gastroenteritis y problemas neurológicos. La reactivación de una infección por CMV latente en esta población también puede contribuir a la fragilidad y exacerbar los problemas de salud existentes.

Al comprender la presentación diversa de los síntomas del CMV en los diferentes grupos demográficos, los profesionales de la salud pueden reconocer mejor las posibles infecciones, iniciar pruebas de diagnóstico adecuadas y proporcionar tratamiento rápido y estrategias de manejo adaptadas a la edad, el estado inmunológico y la salud general del individuo.

Cuándo Buscar Atención Médica

Si bien las infecciones por citomegalovirus (CMV) suelen ser asintomáticas o solo causan síntomas leves similares a los de la gripe en personas sanas, existen ciertas situaciones en las que buscar atención médica inmediata es crucial. Reconocer estas circunstancias puede ayudar a prevenir complicaciones y garantizar un manejo adecuado de las infecciones, especialmente para los grupos de alto riesgo.

- **Síntomas prolongados o graves:**
  Suponga que experimenta síntomas como fiebre alta, fatiga extrema, dolores de cabeza intensos, dolores musculares persistentes e inflamación de los ganglios linfáticos que duran más de una semana o dos. En ese caso, debe consultar a un proveedor de atención médica. Estos síntomas podrían indicar una infección por CMV más grave o complicaciones, especialmente en personas con sistemas inmunitarios debilitados.

- **Síntomas en recién nacidos y bebés:**
  Cualquier signo de enfermedad en recién nacidos o bebés, como mala alimentación, ictericia, sarpullido o anomalías neurológicas, debe provocar una evaluación médica inmediata. El CMV congénito puede tener consecuencias graves para el niño en desarrollo, y el diagnóstico y tratamiento

tempranos son esenciales para minimizar el impacto potencial.

- **El embarazo:**
  Si está embarazada y sospecha que puede haber contraído CMV, es fundamental que busque atención médica de inmediato. Su proveedor de atención médica puede ordenar pruebas apropiadas para confirmar la infección y brindarle orientación sobre cómo controlar los riesgos potenciales para el feto, incluido el control del CMV congénito y la discusión de las opciones de tratamiento disponibles.

- **Individuos inmunocomprometidos:**
  Las personas con sistemas inmunitarios debilitados, como los receptores de trasplantes de órganos, los pacientes con cáncer que reciben quimioterapia o radioterapia y los que viven con VIH/SIDA, deben buscar atención médica ante los primeros signos de síntomas relacionados con el CMV. Estos pueden incluir fiebre, tos, dificultad para respirar, problemas de visión o

síntomas neurológicos. El CMV puede causar complicaciones graves en personas inmunodeprimidas.

- **Síntomas persistentes o que empeoran después del tratamiento:**
  Supongamos que le han diagnosticado CMV y ha iniciado el tratamiento, pero sus síntomas persisten o empeoran a pesar del tratamiento adecuado. En ese caso, es fundamental consultar a su proveedor de atención médica. Esto podría indicar la necesidad de realizar ajustes en el tratamiento o una evaluación adicional para detectar posibles complicaciones.

- **Preocupaciones o incertidumbre:**
  Incluso si los síntomas parecen leves o inespecíficos, siempre es mejor consultar a un profesional de la salud si tiene dudas o dudas sobre la posibilidad de una infección por CMV. Pueden brindarle orientación, solicitar pruebas adecuadas y abordar cualquier pregunta o inquietud que pueda tener sobre la infección.

Al buscar atención médica con prontitud en estas situaciones, las personas pueden recibir un diagnóstico oportuno, un tratamiento adecuado y orientación sobre el manejo de los riesgos y complicaciones potenciales asociados con la infección por CMV. La intervención temprana y una gestión adecuada son cruciales para proteger la salud y el bienestar de los afectados, especialmente de las poblaciones vulnerables, como los recién nacidos, las mujeres embarazadas y las personas con sistemas inmunitarios debilitados.

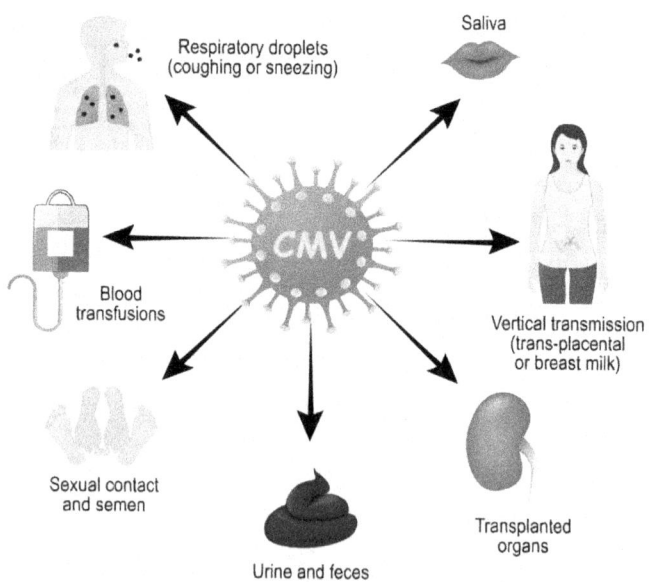

Capítulo 4

DIAGNÓSTICO Y PRUEBAS

Pruebas de Laboratorio Para CMV

El diagnóstico preciso de la infección por citomegalovirus (CMV) es esencial para un manejo y tratamiento eficaces, especialmente en poblaciones de alto riesgo. Hay varias pruebas de laboratorio disponibles para detectar la presencia del virus, medir la respuesta inmune del cuerpo y determinar el estadio y la gravedad de la infección.

- **Cultura viral:**
  El cultivo viral es un método de diagnóstico tradicional que implica cultivar el virus a partir de una muestra de fluidos corporales, como sangre, orina o secreciones

respiratorias. Si bien este método es muy específico, lleva mucho tiempo y puede tardar varias semanas en obtener resultados. El cultivo viral se utiliza normalmente para diagnosticar CMV congénito en recién nacidos o controlar la progresión de la infección por CMV en personas inmunodeprimidas.

• **Pruebas de reacción en cadena de la polimerasa (PCR):**
La prueba de PCR es una técnica de diagnóstico molecular altamente sensible y específica que puede detectar la presencia de ADN o ARN de CMV en diversos fluidos corporales, incluida la sangre, la orina y el líquido cefalorraquídeo (LCR). Esta prueba es particularmente útil para diagnosticar infecciones activas por CMV, monitorear la carga viral y evaluar la efectividad del tratamiento antiviral.

• **Pruebas serológicas:**
Las pruebas serológicas, como los ensayos inmunoabsorbentes ligados a enzimas

(ELISA) o los ensayos de inmunofluorescencia, detectan la presencia de anticuerpos contra el CMV en la sangre del paciente. Estas pruebas pueden ayudar a determinar si una persona ha estado expuesta previamente al virus y pueden ayudar a diagnosticar infecciones por CMV primarias o reactivadas.

- **Ensayo de antigenemia:**
  El ensayo de antigenemia es una prueba especializada que detecta la presencia de antígenos CMV en la sangre del paciente. Esta prueba se usa comúnmente para monitorear la carga viral y evaluar el riesgo de enfermedad por CMV en pacientes inmunocomprometidos, como receptores de trasplantes de órganos o personas que reciben quimioterapia.

- **Histopatología e Inmunohistoquímica:**
  En algunos casos, se pueden realizar biopsias de tejido y las muestras se examinan bajo un microscopio para detectar la presencia de células citomegálicas características o

antígenos virales. Los análisis histopatológicos e inmunohistoquímicos pueden proporcionar información valiosa sobre la participación de órganos o tejidos específicos en la infección por CMV.

La elección de la prueba diagnóstica depende de varios factores, incluida la edad del paciente, el estado inmunológico, la presentación clínica y el estadio sospechado de la infección. En muchos casos, se puede utilizar una combinación de pruebas para comprender la infección por CMV y guiar las decisiones de tratamiento adecuadas de manera integral.

El diagnóstico preciso es crucial para iniciar estrategias de manejo rápidas y efectivas, proteger a las personas de alto riesgo y prevenir posibles complicaciones asociadas con la infección por CMV.

Imágenes y Otras Herramientas de Diagnóstico

Si bien las pruebas de laboratorio son las principales herramientas de diagnóstico para detectar y monitorear las infecciones por citomegalovirus

(CMV), diversas técnicas de imágenes y otros métodos de diagnóstico pueden proporcionar información valiosa sobre la extensión y el impacto del virus en diferentes sistemas de órganos.

- **Técnicas de Imagenología:**

  a. ***Exploraciones por tomografía computarizada (TC):*** Las tomografías computarizadas pueden detectar afectación de órganos relacionada con el CMV, como neumonía, hepatitis o anomalías del sistema nervioso central (SNC). Estas imágenes detalladas pueden ayudar a identificar la ubicación y la gravedad de la infección.

  b. ***Imágenes por resonancia magnética (MRI):*** La resonancia magnética es particularmente valiosa para evaluar las complicaciones neurológicas relacionadas con el CMV, como la encefalitis o las lesiones cerebrales. Puede proporcionar imágenes de alta resolución del cerebro y la médula espinal, lo que ayuda a diagnosticar y controlar las manifestaciones neurológicas relacionadas con el CMV.

c. *Ultrasonografía:* La ecografía prenatal puede desempeñar un papel crucial en la detección de signos de infección congénita por CMV en el útero, como restricción del crecimiento fetal, calcificaciones cerebrales o anomalías en el desarrollo de órganos.

d. *Examen fundoscópico:* Para las personas con riesgo de retinitis relacionada con el CMV, un examen fundoscópico puede ayudar a identificar y controlar cualquier anomalía o lesión en la retina causada por el virus.

• **Evaluación Oftalmológica:**
Las evaluaciones oftalmológicas integrales, que incluyen pruebas de agudeza visual, examen con lámpara de hendidura y fundoscopia, son esenciales para diagnosticar y monitorear enfermedades oculares

relacionadas con el CMV, como la retinitis o la neuritis óptica. Estas evaluaciones pueden ayudar a detectar signos tempranos de discapacidad visual y guiar el tratamiento adecuado.

- **Pruebas auditivas:**
  Las evaluaciones de la audición, incluidas las pruebas de respuesta auditiva del tronco encefálico (ABR) y las pruebas de emisiones otoacústicas (OAE), son cruciales para diagnosticar y monitorear la pérdida auditiva neurosensorial asociada con infecciones congénitas por CMV. La detección e intervención tempranas son vitales para minimizar el impacto en el desarrollo del habla y el lenguaje en los bebés afectados.

- **Evaluaciones neurológicas y de desarrollo:**
  Para los bebés y niños con CMV congénito o complicaciones neurológicas relacionadas con el CMV, las evaluaciones neurológicas y del desarrollo periódicas son esenciales. Estas evaluaciones pueden ayudar a identificar y

rastrear cualquier retraso o deterioro en las funciones cognitivas, motoras o sensoriales, lo que permite una intervención temprana y estrategias de apoyo.

- **Procedimientos invasivos:**
  En ciertos casos, pueden ser necesarios procedimientos de diagnóstico invasivos, como biopsias de tejido o punciones lumbares, para obtener muestras para pruebas de laboratorio o para evaluar la participación de órganos o tejidos específicos en la infección por CMV.

La integración de técnicas de imagen, evaluaciones especializadas y otras herramientas de diagnóstico con pruebas de laboratorio proporciona un enfoque integral para diagnosticar y monitorear las infecciones por CMV. Este enfoque multidisciplinario es particularmente importante en poblaciones de alto riesgo, como recién nacidos, mujeres embarazadas e individuos inmunodeprimidos, donde la detección temprana y la evaluación precisa del impacto de la infección son cruciales para un manejo óptimo y la prevención de posibles complicaciones.

Interpretación de los Resultados de las Pruebas

La interpretación de los resultados de las pruebas de diagnóstico del citomegalovirus (CMV) requiere una cuidadosa consideración de varios factores, ya que la interpretación puede variar según la edad, el estado inmunológico y la presentación clínica del paciente. Comprender los matices de la interpretación de los resultados de las pruebas es crucial para un diagnóstico preciso, decisiones de tratamiento adecuadas y un tratamiento eficaz de las infecciones por CMV.

- **Cultivo viral y pruebas de PCR:**
    a. Un cultivo viral positivo o una prueba de PCR confirma la presencia de infección activa por CMV.
    b. En individuos inmunocompetentes, un resultado positivo puede indicar una infección primaria o una reactivación de una infección latente.

c. Un resultado positivo en pacientes inmunocomprometidos puede significar una infección por CMV activa y potencialmente grave que requiere tratamiento inmediato.

d. Las pruebas de PCR cuantitativa pueden proporcionar información sobre la carga viral, lo que puede ayudar a evaluar la gravedad de la infección y controlar la respuesta al tratamiento.

- **Pruebas serológicas:**

    a. Los anticuerpos de inmunoglobulina M (IgM) específicos de CMV sugieren una infección por CMV reciente o primaria.

    b. Los anticuerpos de inmunoglobulina G (IgG) específicos del CMV indican una infección pasada o exposición al virus.

    c. En individuos inmunocompetentes, los anticuerpos IgG por sí solos pueden indicar una infección latente o reactivada.

    d. En pacientes inmunocomprometidos, la ausencia de anticuerpos IgG puede indicar un mayor riesgo de enfermedad grave por CMV.

- **Ensayo de antigenemia:**
  a. Esta prueba se utiliza principalmente para controlar la infección por CMV en pacientes inmunocomprometidos, como receptores de trasplantes de órganos o personas que reciben quimioterapia.
  b. Un nivel alto de antigenemia se asocia con un mayor riesgo de enfermedad por CMV y puede justificar un tratamiento antiviral preventivo o terapéutico.
  c. Las pruebas de antigenemia en serie pueden ayudar a evaluar la eficacia de la terapia antiviral y guiar las decisiones de tratamiento.

- **Histopatología e Inmunohistoquímica:**
  a. La presencia de células citomegálicas características o antígenos virales en muestras de tejido puede confirmar la

participación del CMV en órganos o tejidos específicos.

b. Combinados con la presentación clínica, estos hallazgos pueden ayudar a diagnosticar enfermedades relacionadas con el CMV, como neumonitis, hepatitis o encefalitis.

Al interpretar los resultados de la prueba CMV, es esencial considerar el cuadro clínico general del paciente, incluidos los síntomas, el estado inmunológico y los posibles factores de riesgo. Además, los profesionales de la salud deben ser conscientes de las limitaciones y la posibilidad de obtener resultados falsos positivos o falsos negativos con ciertas pruebas y la posibilidad de reactividad cruzada con otros virus.

En muchos casos, puede ser necesaria una combinación de diferentes pruebas de diagnóstico para comprender la infección por CMV y tomar decisiones de tratamiento informadas de manera integral. La estrecha colaboración entre proveedores de atención médica, profesionales de laboratorio y especialistas en enfermedades infecciosas es vital para una interpretación precisa de las pruebas y un manejo óptimo de las infecciones por CMV, particularmente en poblaciones de alto riesgo.

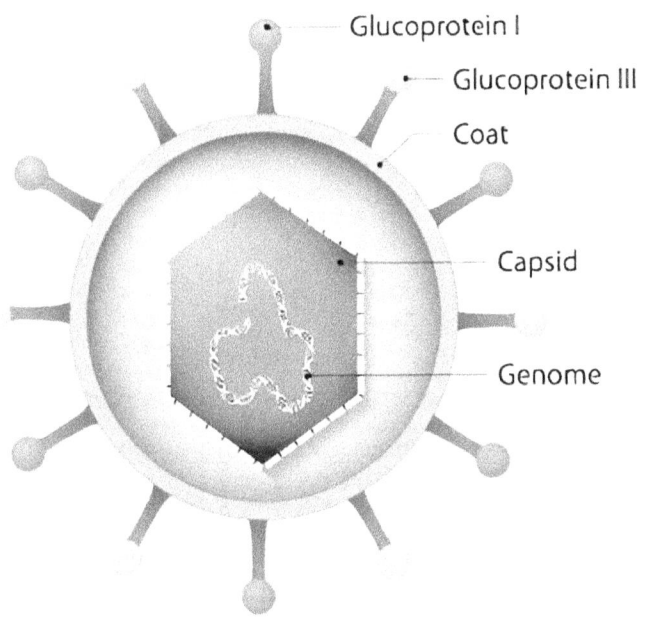

Capítulo 5

ESTRATEGIAS DE TRATAMIENTO

Medicamentos Antivirales

Los medicamentos antivirales desempeñan un papel crucial en el tratamiento y manejo de las infecciones por citomegalovirus (CMV), particularmente en poblaciones de alto riesgo, como personas con sistemas inmunológicos debilitados, recién nacidos con CMV congénito y mujeres embarazadas con infecciones primarias por CMV durante el embarazo.

Los siguientes medicamentos antivirales se usan comúnmente en el tratamiento de las infecciones por CMV:

- **Ganciclovir:**
Ganciclovir es un medicamento antiviral análogo de nucleósidos ampliamente utilizado como tratamiento primario para las infecciones por CMV. Actúa inhibiendo la ADN polimerasa viral, impidiendo así la replicación del virus. El ganciclovir se puede administrar por vía intravenosa u oral (como el profármaco valganciclovir).

- **Valganciclovir:**
Valganciclovir es un profármaco oral que se metaboliza en ganciclovir en el cuerpo. Proporciona una opción de tratamiento oral conveniente para ciertas infecciones por CMV y se usa comúnmente para el tratamiento y prevención de la enfermedad por CMV en receptores de trasplantes de órganos sólidos y médula ósea.

- **Foscarnet:**
Foscarnet es un medicamento antiviral análogo del pirofosfato que inhibe la ADN polimerasa viral y revierte la transcriptasa, previniendo la replicación viral. Se utiliza

principalmente como opción de tratamiento de segunda línea para las infecciones por CMV en los casos en que se ha desarrollado resistencia al ganciclovir o al valganciclovir o cuando estos medicamentos están contraindicados debido a efectos adversos o problemas de toxicidad.

- **Cidofovir:**
Cidofovir es un medicamento antiviral análogo de nucleótidos que inhibe la ADN polimerasa viral, previniendo así la síntesis y replicación del ADN viral. Se utiliza principalmente como opción de tratamiento de tercera línea para la retinitis por CMV en pacientes con SIDA o para otras infecciones por CMV resistentes o refractarias.

- **Letermovir:**
Letermovir es un medicamento antiviral más nuevo que inhibe el complejo viral terminasa, que es esencial para el empaquetado y la replicación del ADN viral. Está aprobado para la profilaxis (prevención) de la infección y la enfermedad por CMV en receptores adultos

seropositivos para CMV de un trasplante alogénico de células madre hematopoyéticas.

La elección del medicamento antiviral, la dosis y la duración del tratamiento depende de varios factores, incluida la edad del paciente, el estado inmunológico, la afectación de órganos y la gravedad de la infección por CMV. En algunos casos, una combinación de medicamentos antivirales puede mejorar la eficacia del tratamiento o superar la posible resistencia a los medicamentos.

Es importante señalar que los medicamentos antivirales pueden tener efectos secundarios y toxicidades importantes, especialmente con el uso prolongado o en pacientes inmunocomprometidos. La estrecha vigilancia por parte de los profesionales de la salud es esencial para garantizar el uso seguro y eficaz de estos medicamentos y controlar cualquier efecto adverso que pueda surgir.

La terapia antiviral, junto con una atención de apoyo y un tratamiento adecuados de las afecciones subyacentes, es vital para controlar las infecciones por CMV, reducir el riesgo de complicaciones graves y mejorar los resultados clínicos, especialmente en poblaciones de alto riesgo.

Opciones de Atención de Apoyo

Si bien los medicamentos antivirales son la piedra angular del tratamiento de las infecciones por citomegalovirus (CMV), las medidas de atención de apoyo desempeñan un papel crucial en el manejo de los síntomas, las complicaciones y el bienestar general de los pacientes, particularmente aquellos en grupos de alto riesgo o con infecciones graves.

- **Hidratación y soporte nutricional:** Las infecciones por CMV pueden causar fatiga significativa, pérdida de apetito y trastornos gastrointestinales, lo que provoca deshidratación y desnutrición. En casos graves, puede ser necesario garantizar una hidratación adecuada mediante líquidos intravenosos o soluciones de rehidratación oral y proporcionar apoyo nutricional mediante alimentación enteral o parenteral para mantener la salud general y respaldar la capacidad del cuerpo para combatir la infección.

- **Manejo de complicaciones específicas de órganos:** Es posible que se requieran varias medidas de cuidados de apoyo, según los sistemas de órganos afectados por la infección por CMV. Por ejemplo, en casos de neumonía por CMV, puede ser necesaria oxigenoterapia o ventilación mecánica para apoyar la función respiratoria. En los casos de retinitis por CMV, pueden ser necesarias intervenciones oftalmológicas, como inyecciones intravítreas de antivirales o vitrectomía, para preservar la visión.

- **El manejo del dolor:** Las infecciones por CMV pueden causar molestias y dolor importantes, especialmente en casos de afectación o complicaciones de órganos. Las estrategias adecuadas para el manejo del dolor, incluido el uso de analgésicos y otras intervenciones para aliviar el dolor, pueden mejorar la calidad de vida del paciente y facilitar la recuperación.

- **Medidas de control de infecciones:** El cumplimiento estricto de los protocolos de control de infecciones es crucial para prevenir la propagación del CMV, especialmente en entornos de atención médica y entre poblaciones de alto riesgo. Es posible que sean necesarias medidas como una higiene adecuada de las manos, el uso de equipo de protección personal (EPP) y precauciones de aislamiento para minimizar el riesgo de transmisión.

- **Terapias de rehabilitación y apoyo:** Para los pacientes que experimentan complicaciones o discapacidades a largo plazo como resultado de la infección por CMV, como pérdida de audición, discapacidad visual o retrasos en el desarrollo, la rehabilitación y las terapias de apoyo pueden desempeñar un papel vital para mejorar la calidad de vida y promover la recuperación funcional. Estos pueden incluir terapia del habla y del lenguaje, fisioterapia, terapia ocupacional e intervenciones educativas.

- **Apoyo Psicosocial:** El impacto de las infecciones por CMV, particularmente en casos de CMV congénito o complicaciones graves, puede ser emocional y psicológicamente abrumador para los pacientes y sus familias. Brindar acceso a asesoramiento, grupos de apoyo y servicios de salud mental puede ayudar a las personas a afrontar los desafíos y el estrés de esta afección.

Las medidas de atención de apoyo deben adaptarse a las necesidades individuales de cada paciente e integrarse en un plan de tratamiento integral que aborde la infección por CMV subyacente, las posibles complicaciones y los desafíos asociados. Al combinar la terapia antiviral con estrategias de atención de apoyo adecuadas, los profesionales de la salud pueden optimizar los resultados clínicos, minimizar el impacto de la infección y mejorar el bienestar general de los pacientes afectados por CMV.

Terapias Emergentes

Si bien los medicamentos antivirales y las medidas de atención de apoyo actualmente disponibles han mejorado significativamente el manejo de la infección por citomegalovirus (CMV), los esfuerzos de investigación en curso se centran en el desarrollo de terapias nuevas e innovadoras para abordar aún más los desafíos del virus persistente. Actualmente se están investigando varias terapias emergentes prometedoras que ofrecen posibles avances en el tratamiento y la prevención de enfermedades relacionadas con el CMV.

- **Nuevos agentes antivirales:**
  Los investigadores están explorando activamente nuevos compuestos antivirales con diferentes mecanismos de acción para combatir las infecciones por CMV, particularmente en casos de resistencia a los medicamentos o fracaso del tratamiento con los antivirales existentes. Algunos de los nuevos agentes antivirales que se están investigando incluyen:

a. **Maribavir:** Un antiviral de bencimidazol que inhibe la proteína quinasa viral UL97, interrumpiendo así la replicación viral. Maribavir se ha mostrado prometedor en el tratamiento de infecciones por CMV resistentes a los medicamentos y actualmente se encuentra en ensayos clínicos.

b. **Brincidofovir:** Un análogo de nucleótido conjugado a lípidos que inhibe la síntesis de ADN viral. Brincidofovir ha demostrado potencial en el tratamiento de infecciones por CMV en receptores de trasplantes de células madre hematopoyéticas y se está evaluando para diversas indicaciones, incluido el tratamiento de infecciones por adenovirus.

- **Enfoques inmunoterapéuticos:**
Aprovechar el poder del sistema inmunológico para combatir las infecciones por CMV es un área de investigación activa.

Las estrategias inmunoterapéuticas que se están investigando incluyen:

a. **Terapias de células T específicas para CMV:** Estos implican el aislamiento, expansión e infusión de células T específicas de CMV del paciente o de un donante para mejorar la respuesta inmune contra el virus. Los ensayos clínicos han mostrado resultados prometedores en la prevención y el tratamiento de infecciones por CMV en pacientes inmunodeprimidos.

b. **Anticuerpos monoclonicos:** Se están explorando anticuerpos monoclonales dirigidos a proteínas o antígenos específicos del CMV como posibles agentes inmunoterapéuticos. Estos anticuerpos podrían neutralizar el virus, bloquear la entrada a las células huésped o mejorar la respuesta inmune contra el CMV.

- **Terapia genética y enfoques genéticos:**
Se están explorando tecnologías genéticas emergentes, como la edición de genes y la interferencia de ARN (RNAi), como estrategias potenciales para atacar e interrumpir las infecciones por CMV a nivel molecular. Estos enfoques tienen como objetivo manipular vías celulares o genes virales para inhibir la replicación viral o mejorar las defensas antivirales del huésped.

Si bien muchas de estas terapias emergentes aún se encuentran en las primeras etapas de desarrollo y pruebas clínicas, representan vías prometedoras para mejorar el manejo y la prevención de las infecciones por CMV, particularmente en poblaciones de alto riesgo y en casos donde las opciones de tratamiento actuales son limitadas o ineficaces. La investigación, la colaboración y la inversión continuas en estos enfoques innovadores son cruciales para mejorar nuestra comprensión y capacidad para combatir esta persistente amenaza viral.

Capítulo 6

VIVIR CON CMV

Gestión Diaria de CMV

Para las personas que viven con infecciones por citomegalovirus (CMV), particularmente aquellas en grupos de alto riesgo o que experimentan síntomas crónicos o recurrentes, implementar estrategias de manejo diario efectivas es crucial para mantener la salud general, reducir el riesgo de complicaciones y mejorar la calidad de vida.

Si bien el enfoque de manejo específico puede variar según la edad, el estado inmunológico y la gravedad de la infección del individuo, se deben considerar varios aspectos vitales.

- **Cumplimiento de los regímenes de tratamiento:** El cumplimiento estricto de los regímenes de medicación antiviral prescritos es esencial para controlar con éxito las infecciones por CMV. Los pacientes deben tomar sus medicamentos según las indicaciones, sin saltarse dosis ni alterar la dosis sin consultar a su proveedor de atención médica. Mantener un tratamiento constante puede ayudar a controlar la replicación viral, reducir el riesgo de complicaciones y prevenir el desarrollo de resistencia a los medicamentos.

- **Síntomas de seguimiento y notificación:** Las personas que viven con infecciones por CMV deben estar atentas a la hora de controlar sus síntomas e informar de inmediato cualquier cambio o nueva inquietud a su equipo de atención médica. Los chequeos regulares y las citas de seguimiento pueden ayudar a los proveedores de atención médica a evaluar la efectividad del tratamiento, ajustar las dosis de los medicamentos si es necesario y abordar de inmediato cualquier complicación o efecto secundario.

- **Practicar una buena higiene:** Implementar buenas prácticas de higiene puede ayudar a prevenir la propagación del CMV y reducir el riesgo de reinfección o reactivación. Esto incluye lavarse las manos con frecuencia, cubrirse al toser y estornudar, evitar compartir artículos personales como utensilios o recipientes para beber y practicar el manejo seguro de los fluidos corporales.

- **Manejo del estrés y la fatiga:** Las infecciones por CMV a menudo pueden causar fatiga significativa y estrés emocional, particularmente en casos de enfermedades crónicas o graves. La incorporación de técnicas de manejo del estrés, como la meditación, el yoga o el asesoramiento, y priorizar el descanso y el cuidado personal pueden ayudar a las personas a afrontar las exigencias físicas y emocionales de vivir con CMV.

- **Mantener una dieta equilibrada:** Una dieta nutritiva y equilibrada puede favorecer la salud general y proporcionar al cuerpo los recursos para combatir las infecciones de forma eficaz. Las personas con CMV deben consultar con un dietista o proveedor de atención médica para desarrollar un plan de alimentación que satisfaga sus necesidades nutricionales y se adapte a las restricciones o intolerancias dietéticas.

- **Mantenerse activo:** Según la tolerancia y recomendación de los proveedores de atención médica, la actividad física regular puede ayudar a mantener el estado físico general, reducir el estrés y promover una sensación de bienestar. Los ejercicios de bajo impacto como caminar, nadar o hacer yoga ligero pueden beneficiar a las personas que viven con CMV.

- **Construyendo un sistema de apoyo:** Vivir con CMV puede ser un desafío, tanto física como emocionalmente. Construir un sólido sistema de apoyo a través de familiares, amigos, grupos de apoyo o servicios de asesoramiento puede proporcionar una valiosa fuente de aliento, comprensión y asistencia práctica.

Al integrar estas estrategias de manejo diario en su rutina, las personas que viven con CMV pueden participar activamente en su atención y tomar medidas proactivas para minimizar el impacto de la infección en su bienestar general. La estrecha colaboración con los profesionales de la salud y la comunicación abierta sobre inquietudes o desafíos son esenciales para adaptar el enfoque de gestión a las necesidades y circunstancias únicas de cada individuo.

Consideraciones de Salud a Largo Plazo

Si bien las infecciones por citomegalovirus (CMV) suelen ser autolimitadas y pueden resolverse sin complicaciones significativas en personas sanas, ciertas poblaciones, incluidas aquellas con sistemas inmunológicos debilitados, recién nacidos con CMV congénito y personas con infecciones graves o recurrentes, pueden enfrentar problemas de salud a largo plazo. consideraciones que requieren un seguimiento y una gestión cuidadosos.

- **Daño crónico a los órganos:**
En algunos casos, las infecciones por CMV pueden provocar daños crónicos o progresivos en varios órganos, como los pulmones, el hígado, el tracto gastrointestinal o los ojos. La monitorización y el seguimiento periódicos con profesionales de la salud son esenciales para evaluar la función de los órganos, detectar cualquier daño continuo o residual e implementar intervenciones o tratamientos adecuados para minimizar un mayor deterioro.

- **Complicaciones neurológicas:**
Las infecciones por CMV, en particular por CMV congénito, pueden tener implicaciones neurológicas a largo plazo, incluidos retrasos en el desarrollo, discapacidad intelectual, convulsiones y problemas de audición o visión. Las personas afectadas por estas complicaciones pueden requerir atención especializada continua, como terapia del habla y del lenguaje, terapia ocupacional o servicios de apoyo educativo, para abordar

sus necesidades específicas y promover un desarrollo y una calidad de vida óptimos.

- **Infecciones secundarias:**
Las infecciones por CMV pueden debilitar el sistema inmunológico, aumentando el riesgo de infecciones bacterianas, fúngicas o virales secundarias. Las personas con infecciones crónicas o recurrentes por CMV pueden necesitar un seguimiento regular para detectar infecciones oportunistas e intervenciones profilácticas o terapéuticas adecuadas para prevenir o controlar estas complicaciones.

- **Monitoreo del sistema inmunológico:**
En personas inmunocomprometidas, como receptores de trasplantes de órganos o personas con VIH/SIDA, la monitorización periódica del funcionamiento del sistema inmunológico es crucial. Esto puede implicar pruebas periódicas para evaluar el recuento de células inmunitarias, los niveles de anticuerpos, la competencia inmunitaria general y ajustes a las terapias

inmunosupresoras o regímenes de tratamiento según sea necesario.

- **Apoyo Emocional y Psicológico:**
Vivir con los efectos a largo plazo de las infecciones por CMV, particularmente en casos de CMV congénito o complicaciones graves, puede tener un costo emocional y psicológico para las personas y sus familias. El acceso a servicios de salud mental, asesoramiento y grupos de apoyo puede ser invaluable para afrontar los desafíos, controlar el estrés y la ansiedad y promover el bienestar general.

- **Modificaciones de estilo de vida:**
Dependiendo de la gravedad y las complicaciones de la infección por CMV, es posible que las personas deban realizar ajustes en su estilo de vida a largo plazo para adaptarse a sus necesidades de salud. Esto podría incluir modificar hábitos alimentarios, implementar técnicas de manejo del estrés, realizar actividades físicas apropiadas o realizar modificaciones ambientales para

mejorar la accesibilidad o reducir la exposición a posibles fuentes de infección.

El tratamiento eficaz a largo plazo de las infecciones por CMV requiere un enfoque multidisciplinario que involucre a profesionales de la salud de diversas especialidades, como especialistas en enfermedades infecciosas, neurólogos, oftalmólogos y profesionales de la salud mental.

Ajustes en el Estilo de Vida y Estrategias de Afrontamiento

Vivir con infecciones por citomegalovirus (CMV), particularmente para aquellos en grupos de alto riesgo o que experimentan síntomas crónicos o recurrentes, puede requerir ajustes en el estilo de vida y estrategias de afrontamiento efectivas para manejar los desafíos físicos, emocionales y prácticos asociados con la afección.

- **Priorizar el descanso y la conservación de energía:** Las infecciones por CMV pueden causar fatiga y debilidad significativas, por lo que es esencial priorizar el descanso y la conservación de energía. Es posible que las personas necesiten ajustar sus rutinas diarias, reducir su carga de trabajo o delegar tareas para gestionar sus niveles de energía de manera más eficaz. Incorporar períodos regulares de descanso, tomar siestas o practicar técnicas de relajación como la meditación o ejercicios de respiración profunda puede ayudar a combatir la fatiga y promover el bienestar general.

- **Adaptación de los hábitos alimentarios:** Mantener una dieta equilibrada y nutritiva es crucial para respaldar la salud general y la capacidad del cuerpo para combatir infecciones. Es posible que las personas con CMV necesiten modificar sus hábitos alimentarios según sus necesidades específicas y cualquier complicación o efecto secundario asociado al tratamiento. Trabajar con un dietista o nutricionista registrado puede ayudar a desarrollar un plan de alimentación individualizado que aborde los requisitos nutricionales específicos, las intolerancias alimentarias o las restricciones dietéticas.

- **Practicar una buena higiene y controlar las infecciones:** Cumplir con estrictas prácticas de higiene y medidas de control de infecciones es esencial para prevenir la propagación del CMV y reducir el riesgo de reinfección o reactivación. Esto incluye lavarse las manos con frecuencia, evitar compartir artículos personales, practicar el manejo seguro de los fluidos corporales y seguir cualquier precaución adicional recomendada por los profesionales de la salud, especialmente en entornos de atención médica o al interactuar con personas de alto riesgo.

- **Manejo del estrés y apoyo emocional:** Vivir con CMV puede ser un desafío emocional y psicológico, especialmente cuando se enfrentan síntomas crónicos, complicaciones o el impacto en la vida diaria. La incorporación de técnicas de manejo del estrés, como prácticas de atención plena, asesoramiento o unirse a grupos de apoyo, puede ayudar a las personas a enfrentar las demandas emocionales de la afección y fomentar un sentido de conexión y comprensión.

- **Participar en actividad física:** Según la tolerancia y recomendación de los proveedores de atención médica, la actividad física regular y de bajo impacto puede ayudar a mantener el estado físico general, reducir el estrés y promover una sensación de bienestar. Actividades como caminar, nadar o hacer yoga suave pueden beneficiar a las personas que viven con CMV, siempre que se adapten a las capacidades y limitaciones individuales.

- **Construyendo una red de apoyo:** Desarrollar una red de apoyo sólida puede ser invaluable para las personas que viven con CMV. Esta red puede incluir familiares, amigos, grupos de apoyo o comunidades en línea que pueden ofrecer asistencia práctica, apoyo emocional y un sentido de comprensión compartida.

- **Mantenerse informado y defenderse a sí mismo:** Educarse sobre el CMV, sus posibles complicaciones y los tratamientos disponibles puede capacitar a las personas para tomar decisiones informadas sobre su atención y defender eficazmente sus necesidades. Mantener una comunicación abierta con los profesionales de la salud, hacer preguntas y participar activamente en las decisiones de tratamiento puede mejorar los resultados generales y la calidad de vida.

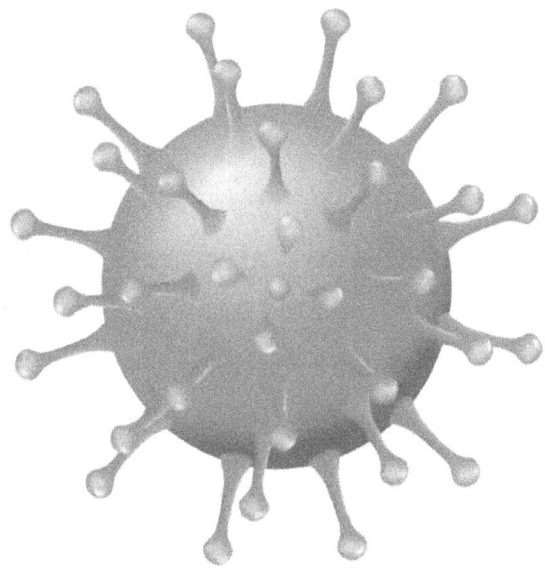

Capítulo 7

POBLACIONES ESPECIALES

CMV en el Embarazo

La infección por citomegalovirus (CMV) durante el embarazo es una preocupación importante debido al riesgo potencial de transmitir el virus al feto en desarrollo, una afección conocida como CMV congénito.

El CMV congénito puede provocar discapacidades congénitas graves y discapacidades a largo plazo, por lo que es fundamental que las mujeres embarazadas y sus proveedores de atención médica sean conscientes de los riesgos, las medidas preventivas y las estrategias de manejo adecuadas.

- **Riesgos y consecuencias:**
  - La infección primaria por CMV durante el embarazo plantea el mayor riesgo de transmisión congénita, con tasas que oscilan entre el 30% y el 40%.
  - El CMV congénito puede provocar una variedad de discapacidades congénitas, que incluyen pérdida de audición, discapacidad visual, discapacidad intelectual, convulsiones y retrasos en el desarrollo.
  - La gravedad de los efectos en el feto depende del momento de la infección durante el embarazo; las infecciones que ocurren en etapas más tempranas de la gestación generalmente se asocian con resultados más graves.

- **Medidas preventivas:**
  - Practicar una buena higiene, como lavarse las manos con frecuencia y evitar compartir utensilios o tazas, puede reducir el riesgo de contraer CMV durante el embarazo.

○ Evitar el contacto cercano con niños pequeños, que son una fuente común de transmisión del CMV, también puede ayudar a prevenir la infección.

○ Los trabajadores de la salud deben seguir estrictos protocolos de control de infecciones para minimizar la exposición ocupacional al CMV.

- **Detección y diagnóstico:**

○ No se recomienda universalmente la detección sistemática de CMV durante el embarazo, pero se puede considerar para mujeres con factores de riesgo específicos o en áreas con alta prevalencia de CMV.

○ Si se sospecha una infección primaria por CMV durante el embarazo, se pueden realizar pruebas de diagnóstico como la serología (prueba de anticuerpos específicos del CMV) o la PCR (detección de ADN viral).

○ Se pueden utilizar ecografías prenatales y resonancias magnéticas fetales para evaluar posibles anomalías congénitas o signos de infección fetal.

- **Manejo y Tratamiento:**
  ○ Si se confirma una infección primaria por CMV durante el embarazo, se recomienda una estrecha vigilancia del feto, incluidas ecografías y pruebas fetales periódicas.

  ○ Se pueden considerar medicamentos antivirales, como valganciclovir o ganciclovir, para mujeres embarazadas con infecciones primarias por CMV, particularmente en casos de afectación fetal o enfermedad materna grave.

  ○ El manejo del parto, incluida la posible necesidad de una cesárea, dependerá de la gravedad de la infección y la presencia de complicaciones fetales.

- **Atención posparto:**
  ○ Los recién nacidos con CMV congénito pueden requerir atención especializada, incluidas evaluaciones de la audición y la visión, evaluaciones

del desarrollo y posible tratamiento antiviral.

○ Es posible que los bebés afectados por CMV congénito necesiten servicios de apoyo y seguimiento a largo plazo, como programas y terapias de intervención temprana.

La prevención eficaz, la detección temprana y el tratamiento adecuado del CMV durante el embarazo son cruciales para minimizar el riesgo de transmisión congénita y la posibilidad de discapacidades congénitas graves y discapacidades a largo plazo. La estrecha colaboración entre mujeres embarazadas, obstetras y equipos de atención médica es esencial para garantizar los mejores resultados posibles tanto para la madre como para el niño.

CMV en Individuos Inmunodeprimidos

Las personas con sistemas inmunitarios comprometidos, como los receptores de trasplantes de órganos, los pacientes con cáncer que reciben quimioterapia o radioterapia y los que viven con

VIH/SIDA, tienen un riesgo significativamente mayor de desarrollar complicaciones graves y potencialmente mortales a causa de las infecciones por citomegalovirus (CMV). En estas poblaciones, el CMV puede reactivarse desde un estado latente o provocar una infección primaria, lo que puede provocar resultados potencialmente devastadores.

- **Riesgos y consecuencias:**
  - El CMV es una de las principales causas de infecciones y enfermedades virales en personas inmunodeprimidas, lo que contribuye al aumento de las tasas de morbilidad y mortalidad.
  - En los receptores de trasplantes de órganos sólidos, el CMV puede provocar rechazo de órganos, fallo del injerto y diversas enfermedades de órganos terminales, como neumonía, hepatitis y enfermedades gastrointestinales.
  - En los receptores de trasplantes de células madre hematopoyéticas

(TCMH), el CMV puede provocar complicaciones graves, como neumonía, enteritis, retinitis y un mayor riesgo de enfermedad de injerto contra huésped (EICH).

o En personas con VIH/SIDA, el CMV puede causar retinitis, lo que provoca pérdida de la visión, así como otras infecciones sistémicas graves que afectan a diversos órganos.

- **Estrategias preventivas:**
  o La detección del estado del CMV (pruebas serológicas) antes del trasplante o la terapia inmunosupresora es crucial para estratificar el riesgo y guiar las estrategias preventivas.
  o Se puede administrar profilaxis antiviral con medicamentos como valganciclovir o ganciclovir a pacientes de alto riesgo para prevenir la reactivación o la enfermedad del CMV.
  o Las medidas estrictas de control de infecciones, como la higiene de las

manos, las precauciones de aislamiento y la manipulación adecuada de los fluidos corporales, son esenciales para prevenir la transmisión del CMV en los entornos sanitarios.

- **Monitoreo y Diagnóstico:**
  ○ La reactivación periódica del CMV o el seguimiento de la enfermedad son fundamentales para las personas inmunocomprometidas, normalmente mediante pruebas de carga viral (PCR) o ensayos de antigenemia.

  ○ La detección temprana de la infección o reactivación por CMV es crucial para el inicio rápido del tratamiento y la prevención de la enfermedad de órganos afectados.

  ○ Es posible que se requieran procedimientos de diagnóstico, como biopsias o estudios de imágenes, para confirmar la participación del CMV en órganos o tejidos específicos.

- **Tratamiento y Manejo:**
  - Los medicamentos antivirales, como ganciclovir, valganciclovir, foscarnet o cidofovir, son la base del tratamiento de las infecciones por CMV en personas inmunodeprimidas.
  - La elección del agente antiviral, la dosis y la duración del tratamiento depende de la gravedad de la infección, el estado inmunológico del paciente y la presencia de resistencia a los medicamentos.
  - La atención de apoyo, como hidratación, apoyo nutricional y tratamiento de complicaciones específicas de órganos, es esencial para obtener resultados óptimos.
  - En casos graves o refractarios, se pueden considerar nuevos agentes antivirales, inmunoterapias o una combinación de modalidades de tratamiento.

La prevención eficaz, la detección temprana y el tratamiento oportuno de las infecciones por CMV en personas inmunodeprimidas son cruciales para minimizar el riesgo de complicaciones graves y mejorar los resultados generales. La estrecha colaboración entre especialistas en enfermedades infecciosas, equipos de trasplantes, oncólogos y otros profesionales de la salud es esencial para el manejo y la atención óptimos de estos pacientes de alto riesgo.

CMV Pediátrico

Las infecciones por citomegalovirus (CMV) en niños pueden tener implicaciones importantes, particularmente en el caso del CMV congénito, que ocurre cuando el virus se transmite de una madre infectada al feto durante el embarazo. El CMV pediátrico también plantea riesgos para los niños con sistemas inmunitarios debilitados o aquellos que se someten a un trasplante de órganos.

- **CMV congénito:**
  - El CMV congénito es una de las infecciones congénitas más comunes y

afecta aproximadamente a 1 de cada 200 recién nacidos en todo el mundo.

- Puede provocar una variedad de discapacidades congénitas y discapacidades a largo plazo, que incluyen pérdida de audición, discapacidad visual, discapacidad intelectual, convulsiones y retrasos en el desarrollo.

- La gravedad de los efectos en el feto depende del momento de la infección durante el embarazo; las infecciones que ocurren en etapas más tempranas de la gestación generalmente se asocian con resultados más graves.

- Los bebés con CMV congénito sintomático pueden presentar características como erupciones petequiales, ictericia, hepatoesplenomegalia (agrandamiento del hígado y el bazo) y anomalías neurológicas.

- **CMV adquirido en niños:**
  - ○ La mayoría de los niños sanos que contraen CMV después del nacimiento no experimentan síntomas o sólo experimentan síntomas leves parecidos a los de la gripe.
  - ○ Sin embargo, en niños con sistemas inmunitarios debilitados, como los que reciben quimioterapia o trasplante de órganos, el CMV puede causar complicaciones graves, como neumonía, hepatitis y enfermedades gastrointestinales.

- **Diagnóstico y Detección:**
  - ○ Las pruebas de diagnóstico para CMV congénito pueden incluir pruebas de PCR de muestras de saliva, orina o sangre del recién nacido y pruebas prenatales durante el embarazo (serología, PCR o ecografía).
  - ○ La detección de CMV congénito no se recomienda universalmente, pero puede considerarse en poblaciones de

alto riesgo o áreas con alta prevalencia de CMV.

○ En niños con infecciones adquiridas por CMV, las pruebas de diagnóstico pueden incluir pruebas serológicas (para anticuerpos) o pruebas de PCR para ADN viral.

- **Tratamiento y Manejo:**
  ○ Se pueden recetar medicamentos antivirales, como ganciclovir o valganciclovir, a bebés con CMV congénito sintomático o infecciones graves adquiridas por CMV en niños inmunodeprimidos.
  ○ La atención de apoyo, como evaluaciones de la audición y la visión, evaluaciones del desarrollo y terapias de intervención temprana (por ejemplo, del habla, ocupacionales y físicas), son cruciales para los bebés con CMV congénito.
  ○ El seguimiento y la monitorización a largo plazo para detectar posibles complicaciones de aparición tardía,

como pérdida de audición o retrasos en el desarrollo, son esenciales para los niños con CMV congénito.

La estrecha colaboración entre pediatras, obstetras, especialistas en enfermedades infecciosas y otros profesionales de la salud es esencial para garantizar los mejores resultados posibles para los niños afectados y sus familias.

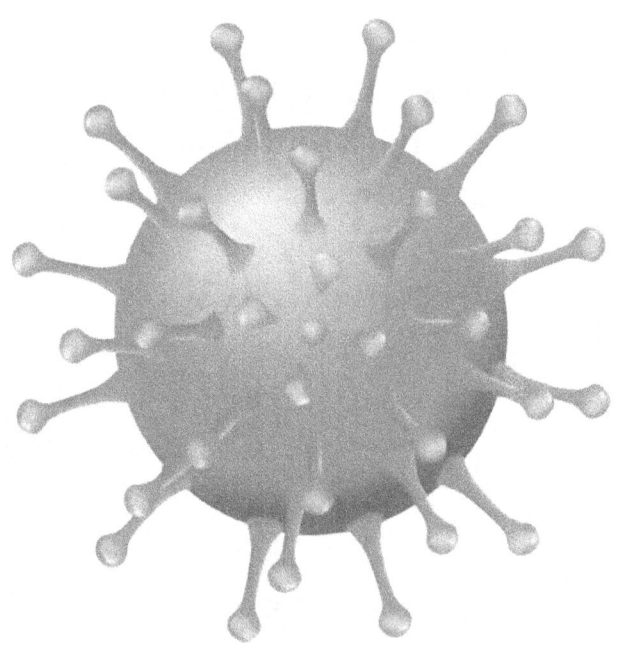

Capítulo 8

AVANCES EN LA INVESTIGACIÓN

Descubrimientos Científicos Recientes

El campo de la investigación del citomegalovirus (CMV) ha sido testigo de avances significativos en los últimos años, impulsados por la búsqueda continua de comprender este virus complejo y desarrollar estrategias de prevención, diagnóstico y tratamiento más efectivas.

Estos descubrimientos científicos han arrojado luz sobre la biología, la patogénesis y las interacciones entre el virus y el huésped del CMV, allanando el camino para posibles avances en la lucha contra esta persistente amenaza viral.

- **Entrada viral e interacciones con la célula huésped:** Los investigadores han logrado avances en el desentrañamiento de los intrincados mecanismos mediante los cuales el CMV ingresa y manipula las células huésped. Estos descubrimientos han revelado los receptores de entrada viral, el papel de las proteínas virales en el secuestro de las vías celulares y las estrategias que emplea el CMV para evadir las defensas inmunitarias del huésped. Este conocimiento ha abierto vías para explorar nuevos objetivos terapéuticos y desarrollar intervenciones que puedan alterar el ciclo de vida viral en diversas etapas.

- **Tácticas de respuesta inmune y evasión viral:** Se han logrado avances significativos en la comprensión de la compleja interacción entre el CMV y el sistema inmunológico del huésped. Los científicos han identificado proteínas y mecanismos virales clave que permiten al CMV evadir el reconocimiento inmunológico y suprimir las respuestas inmunitarias. Estos descubrimientos han proporcionado información sobre estrategias potenciales para mejorar la vigilancia inmune y desarrollar enfoques inmunoterapéuticos contra las infecciones por CMV.

- **Genómica y epidemiología molecular:** Los avances en las tecnologías genómicas han permitido a los investigadores estudiar la diversidad genética y la evolución de las cepas de CMV. Al secuenciar y analizar los genomas de diferentes aislados de CMV, los científicos han obtenido información valiosa sobre la variabilidad genética del virus, los posibles factores de virulencia y la aparición de mutaciones de resistencia a los medicamentos. Este conocimiento puede contribuir al desarrollo de herramientas de diagnóstico más efectivas, terapias dirigidas y posibles vacunas candidatas.

- **Desarrollo de fármacos antivirales:** La búsqueda de nuevos agentes antivirales contra el CMV se ha intensificado, impulsada por la necesidad de abordar la resistencia a los medicamentos y mejorar las opciones terapéuticas para las poblaciones de alto riesgo. Los investigadores han explorado nuevas clases de compuestos con diferentes mecanismos de acción, como análogos de nucleósidos, inhibidores de proteasa e inhibidores de terminasa. Algunos de estos medicamentos en investigación han mostrado resultados prometedores en estudios preclínicos y clínicos, ofreciendo alternativas potenciales a las terapias antivirales existentes.

• **Esfuerzos de desarrollo de vacunas:** La búsqueda de una vacuna eficaz contra el CMV ha sido un esfuerzo de larga data en inmunología viral. Los investigadores han explorado varias plataformas de vacunas, incluidas vacunas vivas atenuadas, de subunidades y vectoriales, con la intención de inducir respuestas inmunitarias sólidas y duraderas contra el CMV. Si bien actualmente no hay ninguna vacuna autorizada contra el CMV disponible, varias vacunas candidatas han mostrado resultados prometedores en ensayos clínicos, reavivando las esperanzas de una solución preventiva contra esta infección viral generalizada.

Estos descubrimientos científicos recientes han profundizado nuestra comprensión del CMV y han abierto nuevas vías para posibles intervenciones y estrategias terapéuticas. Los esfuerzos de colaboración entre investigadores, profesionales de la salud y agencias reguladoras serán cruciales para traducir estos avances científicos en beneficios tangibles para las personas en riesgo de infección por CMV o afectadas por ella.

Desarrollo de Vacunas

El desarrollo de una vacuna eficaz y segura contra el citomegalovirus (CMV) ha sido un objetivo de larga data en la inmunología viral y la investigación de vacunas. Si bien actualmente no hay ninguna vacuna autorizada contra el CMV, se han logrado avances significativos en los últimos años, con varias vacunas candidatas prometedoras que avanzan a través de diversas etapas de desarrollo clínico.

- **Desafíos en el desarrollo de la vacuna contra el CMV:**
  - El CMV es un virus complejo con un genoma grande, lo que dificulta

identificar y atacar los antígenos más eficaces para inducir inmunidad protectora.

○ El virus puede evadir y modular el sistema inmunológico del huésped a través de varios mecanismos, lo que complica el desarrollo de una vacuna que pueda provocar una respuesta inmune sólida y duradera.

○ Poblaciones diversas, incluidos recién nacidos, mujeres embarazadas y personas inmunodeprimidas, pueden requerir diferentes estrategias de vacunación adaptadas a sus necesidades y respuestas inmunitarias.

• **Plataformas y enfoques de vacunación:**

○ *Vacunas vivas atenuadas:* Estas vacunas utilizan una forma debilitada o atenuada del virus CMV para estimular una respuesta inmunitaria. Si bien son potencialmente eficaces, los problemas de seguridad han obstaculizado su desarrollo para su uso en determinadas poblaciones, como mujeres embarazadas e individuos inmunodeprimidos.

o **Vacunas subunitarias:** Estas vacunas contienen proteínas o complejos proteicos específicos del CMV diseñados para provocar una respuesta inmunitaria dirigida contra el virus. Los investigadores han explorado varios antígenos del CMV, incluida la glicoproteína B (gB) y el complejo pentamérico (PC), como posibles candidatos a vacunas.

o **Vacunas vectorizadas:** Estas vacunas utilizan virus o bacterias inofensivos como vectores para administrar antígenos del CMV y estimular una respuesta inmunitaria. Se han explorado vectores virales, como vacunas modificadas o adenovirus, como posibles plataformas de administración de vacunas contra el CMV.

o **Estrategias de impulso principal:** Los investigadores están investigando el uso de diferentes plataformas de vacunas en un enfoque de preparación-refuerzo, donde una vacuna inicial prepara el sistema inmunológico y una vacuna de refuerzo posterior mejora y fortalece aún más la respuesta inmune contra el CMV.

- **Ensayos clínicos y candidatos prometedores:**
  - Varias vacunas candidatas contra el CMV han mostrado resultados prometedores en estudios preclínicos y ensayos clínicos en etapa inicial, lo que demuestra su capacidad para inducir respuestas inmunes sólidas y su potencial eficacia para prevenir la infección o enfermedad por CMV.
  - Los candidatos notables incluyen la vacuna de la subunidad gB/MF59, la vacuna bivalente V160 (que contiene gB y PC) y el enfoque de vacuna basado en ARNm, que utiliza tecnología de ARN mensajero para administrar antígenos de CMV.

○ Los ensayos clínicos en curso están evaluando la seguridad, inmunogenicidad y eficacia potencial de estas vacunas candidatas en diversas poblaciones objetivo, incluidos adultos sanos, adolescentes, mujeres embarazadas y receptores de trasplantes.

Si bien persisten desafíos importantes, el progreso en el desarrollo de la vacuna contra el CMV representa un paso prometedor hacia la reducción potencial de la carga global de infecciones por CMV y la protección de las poblaciones vulnerables de las consecuencias devastadoras de esta persistente amenaza viral.

El Futuro del Tratamiento Contra el CMV

El futuro del tratamiento del citomegalovirus (CMV) presenta perspectivas prometedoras a medida que las investigaciones en curso y los avances científicos arrojan luz sobre enfoques nuevos e innovadores para combatir esta persistente amenaza viral. Si bien los medicamentos antivirales actuales y las medidas de atención de apoyo han mejorado significativamente el tratamiento de las infecciones por CMV, las limitaciones de las terapias existentes y la aparición de resistencia a los medicamentos resaltan la necesidad de nuevas estrategias de tratamiento.

Nuevos agentes antivirales:
Los investigadores están explorando activamente nuevas clases de compuestos antivirales con mecanismos de acción únicos para superar las limitaciones de las terapias actuales y abordar el desafío de la resistencia a los medicamentos. Algunos agentes en investigación prometedores incluyen:

- **Letermovir:** Un antiviral recientemente aprobado que inhibe el complejo de terminasa viral, impidiendo el empaquetado y la replicación del ADN viral. Letermovir está aprobado para la profilaxis de la infección por CMV en ciertos receptores de trasplantes.

- **Maribavir:** Un antiviral de bencimidazol que inhibe la proteína quinasa viral UL97, interrumpiendo la replicación viral. Maribavir ha demostrado potencial para tratar infecciones por CMV resistentes a los medicamentos.

- **Brincidofovir:** Un análogo de nucleótido conjugado a lípidos que inhibe la síntesis de ADN viral, actualmente bajo investigación para diversas indicaciones, incluido el tratamiento de infecciones por CMV.

Enfoques inmunoterapéuticos:
Aprovechar el sistema inmunológico para combatir las infecciones por CMV es un área activa de investigación. Las estrategias inmunoterapéuticas que se están investigando incluyen:

- **CTerapias de células T específicas de MV:** Estos implican el aislamiento, expansión e infusión de células T específicas de CMV del paciente o de un donante para mejorar la respuesta inmune contra el virus.
- **Anticuerpos monoclonicos:** Se están explorando anticuerpos monoclonales dirigidos a proteínas o antígenos específicos del CMV como posibles agentes inmunoterapéuticos para neutralizar el virus,

bloquear la entrada a las células huésped o mejorar la respuesta inmunitaria.

- **Inhibidores de puntos de control inmunológico:** Estas terapias tienen como objetivo modular la respuesta del sistema inmunológico dirigiéndose a las vías inmunosupresoras, mejorando potencialmente la capacidad del cuerpo para reconocer y eliminar las células infectadas por CMV.

Terapia Génica e Ingeniería Genética:
Los avances en la terapia génica y las tecnologías de ingeniería genética han abierto nuevas posibilidades para atacar e interrumpir las infecciones por CMV a nivel molecular. Los enfoques bajo investigación incluyen:

- **Herramientas de edición de genes (CRISPR/Cas9):** Estas herramientas pueden potencialmente editar o alterar genes virales o factores de la célula huésped cruciales para la replicación viral, haciendo que el virus no pueda propagarse de manera efectiva.

- **Interferencia de ARN (ARNi):** Esta tecnología aprovecha pequeñas moléculas de ARN de interferencia para silenciar genes virales específicos o vías celulares involucradas en la replicación y patogénesis del CMV.

Terapias combinadas:
El futuro del tratamiento del CMV puede implicar la combinación estratégica de diferentes modalidades terapéuticas, como medicamentos antivirales, inmunoterapias e intervenciones genéticas, para lograr efectos sinérgicos y superar la resistencia a los medicamentos. Los enfoques de medicina personalizada, adaptados a las características individuales de los pacientes y a las cepas virales, también desempeñan un papel en la optimización de los resultados del tratamiento.

A medida que avanza la investigación en estas áreas, el futuro del tratamiento contra el CMV promete enfoques más eficaces, específicos y personalizados para controlar esta infección viral persistente. Sin embargo, los esfuerzos de colaboración entre investigadores, profesionales de la salud, agencias reguladoras y socios de la industria serán cruciales para traducir estos descubrimientos científicos.

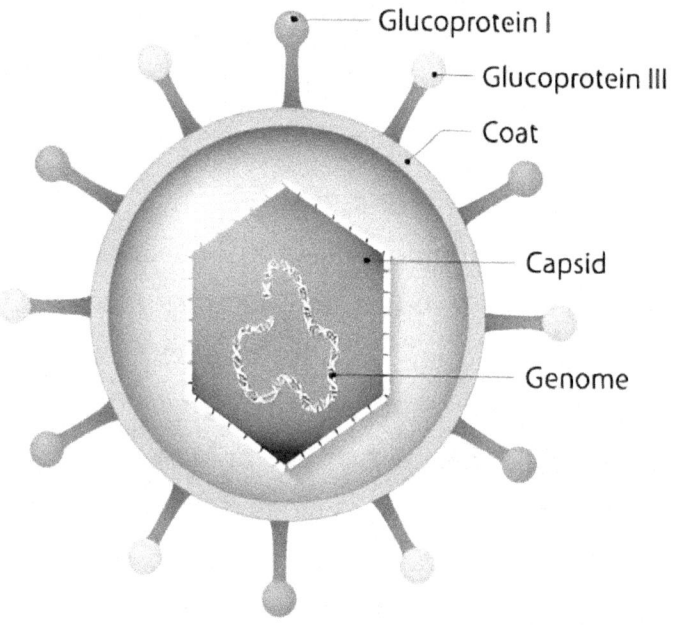

Capítulo 9

RECURSOS Y APOYO

Grupos de Apoyo y Comunidades

Vivir con una infección por citomegalovirus (CMV), ya sea como paciente, cuidador o familiar, puede ser un viaje desafiante lleno de desafíos físicos, emocionales y prácticos. Los grupos y comunidades de apoyo pueden proporcionar una valiosa fuente de aliento, comprensión y asistencia práctica para las personas que enfrentan las complejidades del CMV.

- **Grupos de apoyo en persona:**
  Los grupos locales de apoyo en persona, organizados por centros de atención médica, organizaciones sin fines de lucro o centros comunitarios, pueden ofrecer un sentido de

comunidad y conexión con otras personas que enfrentan experiencias similares. Pueden brindar un espacio seguro para compartir historias personales, intercambiar estrategias de afrontamiento y recibir apoyo emocional de personas que realmente comprenden los desafíos de vivir con CMV.

- **Comunidades de soporte en línea:**
  En la era digital actual, han surgido numerosas comunidades de soporte en línea que permiten a personas de todo el mundo conectarse y encontrar apoyo. Estas comunidades virtuales pueden ser foros, grupos de redes sociales o sitios web dedicados, que brindan una plataforma para que las personas compartan sus experiencias, hagan preguntas y reciban orientación de otras personas que han pasado por situaciones similares.

- **Organizaciones de enfermedades específicas:**
  Muchas organizaciones sin fines de lucro dedicadas a enfermedades o afecciones

específicas, como el CMV congénito o el trasplante de órganos, ofrecen apoyo, recursos y programas para personas afectadas por el CMV. Estas organizaciones pueden proporcionar materiales educativos, organizar eventos o conferencias, facilitar reuniones de grupos de apoyo y promover esfuerzos de investigación y sensibilización.

- **Programas de apoyo entre pares:**
  Algunos centros u organizaciones de atención médica ofrecen programas de apoyo entre pares que conectan a personas que viven con CMV con voluntarios capacitados o mentores que tienen experiencia personal en enfrentar los desafíos de la afección. Estos programas pueden brindar apoyo personalizado, orientación y un sentido de comprensión compartida.

- **Apoyo del cuidador:**
  Cuidar a alguien con una infección por CMV puede ser exigente física y emocionalmente. Los recursos de apoyo diseñados específicamente para cuidadores, como

programas de cuidados de relevo, servicios de asesoramiento o grupos de apoyo para cuidadores, pueden ofrecer asistencia práctica, herramientas para el manejo del estrés y una comunidad de apoyo para quienes desempeñan funciones de cuidado.

- **Recursos educativos:**
  Además del apoyo emocional, muchas organizaciones y proveedores de atención médica ofrecen recursos educativos, como seminarios web, talleres o materiales informativos, para ayudar a las personas y sus familias a comprender mejor el CMV, su manejo y los últimos avances en investigación y tratamiento.

La colaboración con grupos de apoyo y comunidades puede proporcionar una sensación de empoderamiento, validación y esperanza a las personas afectadas por el CMV. Al conectarse con otras personas que comparten experiencias similares, las personas pueden acceder a conocimientos, consejos prácticos y apoyo emocional, lo que en última instancia mejora su capacidad para afrontar los desafíos de CMV y mejorar su bienestar general.

Materiales Educativos y de Divulgación

Crear conciencia y proporcionar información precisa y actualizada sobre el citomegalovirus (CMV) es crucial para promover la detección temprana, fomentar medidas preventivas y apoyar a las personas afectadas por la infección. Los materiales educativos y los esfuerzos de divulgación son vitales para difundir conocimientos y fomentar una mejor comprensión del CMV entre el público en general, las poblaciones de alto riesgo y los profesionales de la salud.

- **Materiales educativos para el paciente:** Los materiales educativos para pacientes, como folletos, hojas informativas y recursos multimedia, pueden brindar a las personas y familias información accesible sobre el CMV, su transmisión, síntomas, diagnóstico y opciones de tratamiento. Estos materiales deben estar escritos en un lenguaje claro y fácil de entender y adaptados a distintos niveles de lectura y contextos culturales.

- **Recursos para profesionales de la salud:** Los profesionales de la salud, incluidos médicos, enfermeras y especialistas, necesitan recursos completos y actualizados para mantenerse informados sobre los últimos avances en la investigación del CMV, métodos de diagnóstico, pautas de tratamiento y mejores prácticas para la atención al paciente. Las revistas médicas, las guías de práctica clínica y los programas de educación continua pueden ser recursos valiosos para los proveedores de atención médica.

- **Campañas de concientización pública:** Las campañas de concientización pública pueden desempeñar un papel crucial para aumentar el conocimiento sobre el CMV, particularmente entre poblaciones de alto riesgo, como mujeres embarazadas, personas con sistemas inmunológicos debilitados y trabajadores de la salud. Estas campañas pueden utilizar varias plataformas, incluidas las redes sociales, los medios de comunicación tradicionales y eventos de extensión comunitaria, para difundir información y promover medidas preventivas.

- **Seminarios y talleres educativos:** La organización de seminarios educativos, talleres o seminarios web puede proporcionar una plataforma interactiva para que personas, cuidadores y profesionales de la salud aprendan sobre el CMV de la mano de expertos en el campo. Estos eventos pueden cubrir muchos temas, como el reconocimiento de síntomas, la prevención de la transmisión, las opciones de tratamiento y las estrategias de afrontamiento.

- **Educación escolar y guardería:** Educar al personal y a los padres en las escuelas, guarderías y otros entornos de cuidado infantil sobre el CMV puede ayudar a crear conciencia y promover medidas preventivas, ya que estos entornos son fuentes potenciales de transmisión. Los materiales educativos y los programas de capacitación pueden enfatizar la importancia de las buenas prácticas de higiene, el manejo seguro de los fluidos corporales y el reconocimiento de posibles signos de infección.

- **Colaboración con grupos de defensa de pacientes:** La asociación con grupos de defensa de pacientes y organizaciones sin fines de lucro centradas en el CMV o afecciones relacionadas puede amplificar los esfuerzos de extensión educativa. Estas organizaciones a menudo han establecido redes, recursos y plataformas para difundir información y crear conciencia en la comunidad.

Los materiales educativos eficaces y los esfuerzos de divulgación son esenciales para capacitar a las personas, los cuidadores y los profesionales de la salud con el conocimiento y las herramientas necesarios para afrontar los desafíos que plantea el CMV. Al promover la concientización, brindar información precisa y fomentar una mejor comprensión de la infección, podemos tomar medidas proactivas hacia la detección temprana, la prevención y un mejor manejo del CMV, mejorando en última instancia el bienestar de los afectados por esta persistente amenaza viral.

Promoción y Cambio de Políticas

La promoción y el cambio de políticas son cruciales para crear conciencia, promover la investigación y mejorar el acceso a los recursos y el apoyo para las personas afectadas por infecciones por citomegalovirus (CMV). Al participar en esfuerzos de promoción e influir en las decisiones políticas, varias partes interesadas pueden impulsar cambios significativos y crear un entorno de mayor apoyo para quienes viven con CMV.

- **Organizaciones de defensa del paciente:** Las organizaciones de defensa de los pacientes, a menudo dirigidas por personas directamente afectadas por el CMV o sus cuidadores, desempeñan un papel vital en la promoción de cambios de políticas, mayor financiación para la investigación y un mejor acceso a la atención médica y a los servicios de apoyo. Estas organizaciones pueden ejercer presión sobre los formuladores de políticas, organizar campañas de concientización y amplificar las voces de los afectados por el CMV.

- **Sensibilización entre los responsables de la formulación de políticas:** Los esfuerzos de promoción para crear conciencia entre los formuladores de políticas y los funcionarios gubernamentales son cruciales para impulsar el cambio. Esto puede implicar organizar eventos de promoción, programar reuniones con representantes electos y proporcionar materiales educativos que destaquen el impacto del CMV y la necesidad de actuar.

- **Abogar por una mayor financiación de la investigación:** Abogar por una mayor financiación para la investigación del CMV es esencial para avanzar en la comprensión científica, desarrollar nuevas herramientas de diagnóstico y explorar nuevas opciones de tratamiento y estrategias preventivas. Los grupos de defensa y las partes interesadas pueden trabajar para garantizar que la investigación sobre el CMV siga siendo una prioridad en las iniciativas de financiación tanto públicas como privadas.

- **Promoción de políticas de detección y prevención:** Los esfuerzos de promoción pueden centrarse en promover políticas que apoyen los programas de detección y prevención del CMV, particularmente para poblaciones de alto riesgo, como mujeres embarazadas y personas inmunocomprometidas. Esto puede implicar abogar por la inclusión de la detección del CMV en la atención prenatal de rutina o apoyar el desarrollo y la implementación de programas de vacunación.

- **Mejorar el acceso a la atención médica y a los servicios de apoyo:** Abogar por un mejor acceso a la atención médica y a los servicios de apoyo es crucial para garantizar que las personas afectadas por el CMV puedan recibir un diagnóstico oportuno, un tratamiento adecuado y el apoyo necesario para manejar los desafíos físicos, emocionales y prácticos asociados con la infección.

- **Colaboración y asociaciones:** Crear alianzas y colaborar con profesionales de la salud, investigadores, formuladores de políticas y otras partes interesadas puede amplificar los esfuerzos de promoción e impulsar el cambio de políticas de manera más efectiva. Estas colaboraciones pueden crear una voz más fuerte y abogar por soluciones integrales aprovechando la experiencia y los recursos colectivos.

La promoción y el cambio de políticas requieren esfuerzos sostenidos, perseverancia y un compromiso para crear conciencia e impulsar un cambio positivo. Al participar en iniciativas de promoción, las personas, las organizaciones y las partes interesadas pueden crear un entorno más solidario y equitativo para los afectados por el CMV, promover la detección temprana, facilitar el acceso a los recursos y, en última instancia, mejorar los resultados generales de salud.

CONCLUSIÓN

El citomegalovirus (CMV) es una infección viral persistente y generalizada que desafía a los individuos, los profesionales de la salud y la sociedad. Si bien se han logrado avances significativos en la comprensión y el manejo de este virus complejo, aún queda mucho por hacer para superar sus obstáculos y proteger a los más vulnerables a sus posibles consecuencias.

Uno de los principales desafíos para vencer el CMV es la necesidad de una mayor conciencia y conocimiento sobre la infección entre el público en general y ciertas poblaciones de alto riesgo. Muchas personas necesitan ser más conscientes de los riesgos e impactos potenciales del CMV, lo que puede conducir a medidas preventivas inadecuadas, retrasos en el diagnóstico y estrategias de manejo subóptimas. Crear conciencia pública a través de campañas educativas, esfuerzos sólidos de divulgación y capacitación integral de los proveedores de atención médica es crucial para abordar este desafío.

Otro obstáculo importante es la disponibilidad limitada de tratamientos eficaces y la aparición de resistencia a los medicamentos. Si bien los medicamentos antivirales actuales han mejorado los resultados para muchos pacientes, su eficacia puede verse comprometida por la resistencia a los medicamentos o los efectos secundarios adversos, especialmente en personas inmunocomprometidas. La inversión continua en el desarrollo de nuevos agentes antivirales, inmunoterapias e intervenciones genéticas es esencial para ofrecer opciones de tratamiento más eficaces y específicas.

La ausencia de una vacuna contra el CMV autorizada agrava aún más los desafíos de prevenir y controlar la propagación del virus. Los esfuerzos en curso para desarrollar vacunas son prometedores, pero persisten obstáculos importantes para producir una vacuna segura, eficaz y ampliamente accesible que pueda proteger a las poblaciones vulnerables, como los recién nacidos, las mujeres embarazadas y las personas inmunodeprimidas.

Otro desafío crítico es abordar las consecuencias a largo plazo de las infecciones por CMV, particularmente en casos de CMV congénito o complicaciones graves. Brindar servicios de apoyo integrales, programas de rehabilitación y atención continua a personas afectadas por discapacidades o afecciones crónicas resultantes del CMV es esencial para mejorar su calidad de vida y promover una recuperación óptima.

Superar los desafíos que plantea el CMV requiere un enfoque multifacético que implique la colaboración entre investigadores, profesionales de la salud, formuladores de políticas, grupos de defensa de pacientes y la comunidad en general. Al fomentar asociaciones y aprovechar la experiencia, los recursos y los esfuerzos de promoción colectivos, podemos impulsar avances en la prevención, el diagnóstico, el tratamiento y el apoyo a los afectados por esta persistente amenaza viral.

En última instancia, conquistar el CMV no es sólo un esfuerzo científico o médico; es una responsabilidad colectiva que requiere un compromiso con la educación, la investigación, la promoción y la atención compasiva. Al abordar los desafíos de frente y adoptar un enfoque integral, podemos crear un futuro en el que se minimice el impacto del CMV y los afectados por la infección puedan vivir una vida más sana y plena.

El Camino a Seguir

Vencer los desafíos que plantea el citomegalovirus (CMV) requiere un compromiso firme para avanzar en el conocimiento científico, fomentar esfuerzos de colaboración e implementar estrategias integrales que aborden la prevención, el diagnóstico, el tratamiento y el apoyo a los afectados por esta infección viral persistente.

El camino a seguir debe priorizar la inversión continua en investigación y desarrollo en múltiples frentes. Esto incluye:

- **Desarrollo de vacunas:** Acelerar los esfuerzos para desarrollar vacunas contra el

CMV seguras y eficaces que protejan a las poblaciones vulnerables, como los recién nacidos, las mujeres embarazadas y las personas inmunodeprimidas, sigue siendo una prioridad fundamental. Superar los obstáculos científicos y logísticos que han obstaculizado iniciativas anteriores de desarrollo de vacunas es crucial para lograr este objetivo.

- **Nuevas terapias antivirales:** Explorar nuevas clases de compuestos antivirales con mecanismos de acción únicos es esencial para combatir la resistencia a los medicamentos y brindar opciones de tratamiento más efectivas para las infecciones por CMV. La colaboración entre investigadores, compañías farmacéuticas y agencias reguladoras puede acelerar la traducción de agentes en investigación prometedores a la práctica clínica.

- **Enfoques inmunoterapéuticos:** Aprovechar el poder del sistema inmunológico a través de estrategias como terapias con células T específicas para CMV, anticuerpos monoclonales e inhibidores de puntos de control inmunológico tiene un potencial significativo para mejorar la capacidad del cuerpo para combatir las infecciones por CMV, particularmente en personas inmunodeprimidas.

• **Intervenciones genéticas y moleculares:** Los avances en terapia génica, ingeniería genética y tecnologías moleculares abren nuevas vías para atacar e interrumpir las infecciones por CMV a nivel molecular. La exploración continua de estos enfoques de vanguardia podría conducir a modalidades de tratamiento innovadoras y a una mejor comprensión de las interacciones entre el virus y el huésped.

Además de estos esfuerzos de investigación, son cruciales iniciativas sólidas de salud pública y campañas educativas para crear conciencia, promover medidas preventivas y fomentar la detección temprana de las infecciones por CMV. Los esfuerzos de divulgación específicos deben centrarse en las poblaciones de alto riesgo, los profesionales de la salud y el público en general, utilizando diversas plataformas y aprovechando la experiencia de los grupos de defensa de los pacientes y las partes interesadas.

Fortalecer la infraestructura sanitaria y mejorar el acceso a pruebas de diagnóstico, tratamiento y servicios de atención de apoyo también son componentes esenciales del camino a seguir. Esto incluye garantizar recursos adecuados para los centros de atención médica, promover las mejores prácticas en el manejo del CMV y brindar servicios de apoyo integrales para las personas afectadas por las consecuencias a largo plazo de las infecciones por CMV.

Además, se deben fomentar y sostener la colaboración y las asociaciones entre investigadores, proveedores de atención médica, formuladores de políticas y grupos de defensa de los pacientes. Al aprovechar la experiencia colectiva, los recursos y los esfuerzos de promoción, podemos impulsar cambios de políticas significativos, asegurar fondos para la investigación y los servicios de apoyo, y crear un entorno más equitativo y de apoyo para los afectados por el CMV.

El camino a seguir es sin duda desafiante, pero las recompensas potenciales de conquistar CMV son inmensas. Al adoptar un enfoque multifacético que integre avances científicos, iniciativas de salud pública, mejoras en la infraestructura sanitaria y esfuerzos de colaboración, podemos allanar el camino para un futuro en el que la carga del CMV se reduzca significativamente. Los afectados por esta infección viral pueden vivir una vida más sana y plena.

APÉNDICES

Glosario de Términos

- **Anticuerpo:** Proteína producida por el sistema inmunológico que reconoce antígenos específicos y se une a ellos para ayudar a proteger el cuerpo de patógenos dañinos.
- **Antígeno:** Cualquier sustancia que hace que el sistema inmunológico produzca anticuerpos contra ella.
- **Asintomático:** No mostrar síntomas de enfermedad.
- **CMV congénito:** Infección por citomegalovirus que ocurre durante el embarazo y se transmite de la madre al feto.

- **Citomegalovirus (CMV):** Un virus común que puede infectar a personas de todas las edades y que normalmente permanece latente en el cuerpo.

- **Inmunocomprometidos:** Tener un sistema inmunológico deteriorado o debilitado.

- **Latencia:** El estado en el que un virus está presente en el cuerpo pero permanece inactivo o inactivo.

- **Reacción en cadena de la polimerasa (PCR):** Técnica de laboratorio utilizada para amplificar y detectar secuencias de ADN y ARN.

- **Seroprevalencia:** El nivel de un patógeno en una población, medido en suero sanguíneo.

- **Viremia:** La presencia de virus en la sangre.

Preguntas Frecuentes

1. **¿Qué es el citomegalovirus (CMV)?**

   El CMV es un virus común que puede infectar a personas de todas las edades. Una vez infectado, el virus permanece en el cuerpo de por vida, normalmente en un estado latente.

2. **¿Cómo se transmite el CMV?**

   El CMV se transmite a través del contacto cercano con fluidos corporales, como saliva, sangre, orina, semen y leche materna.

3. **¿Quién está en riesgo de contraer CMV?**

   Si bien cualquiera puede contraer CMV, representa el mayor riesgo para las mujeres embarazadas, los recién nacidos y las personas con sistemas inmunológicos debilitados.

4. **¿Cuáles son los síntomas del CMV?**

   La mayoría de las personas con CMV no presentan síntomas. Sin embargo, cuando se presentan síntomas, pueden incluir fiebre, dolor de garganta, fatiga e inflamación de los ganglios.

5. *¿Cómo se diagnostica el CMV?*

El CMV se diagnostica mediante pruebas de laboratorio, que pueden incluir análisis de sangre, análisis de orina e hisopos de garganta.

6. *¿Se puede tratar el CMV?*

No existe cura para el CMV, pero los medicamentos antivirales pueden ayudar a controlar el virus y prevenir o tratar enfermedades.

7. *¿Existe una vacuna para el CMV?*

Actualmente, no existe ninguna vacuna contra el CMV, pero se están realizando investigaciones para desarrollar una.

8. *¿Se puede prevenir el CMV?*

Las buenas prácticas de higiene, como lavarse las manos, pueden ayudar a prevenir la propagación del CMV, especialmente entre las personas con alto riesgo.

9. **¿Qué complicaciones puede causar el CMV?**

En algunos casos, el CMV puede causar problemas de salud graves, como pérdida de audición, pérdida de visión y discapacidades del desarrollo, especialmente en recién nacidos.

10. **¿Dónde puedo encontrar más información sobre CMV?**

Puede encontrar recursos y soporte adicionales en Capítulo 9 de este libro, así como a través de proveedores de atención médica y organizaciones de apoyo.

Referencias y Lecturas Adicionales

Información general sobre CMV

- Mocarski, E. S., Shenk, T., Griffiths, P. D. y Pass, R. F. (2013). Citomegalovirus. En *Fields Virology* (6ª ed., Vol. 2, págs. 1960-2014). Lippincott Williams y Wilkins.
- Cannon, MJ, Schmid, DS y Hyde, TB (2010). Revisión de la seroprevalencia de citomegalovirus y características demográficas asociadas con la infección. *Revisiones en Virología Médica*, 20(4), 202-213.

Diagnóstico y pruebas de laboratorio

- Lazzarotto, T. y Guerra, B. (2017). Nuevos avances en el diagnóstico de la infección congénita por citomegalovirus. *Revista de Virología Clínica*, 88, 19-24.
- Stagno, S. y Britt, WJ (2012). Infecciones por citomegalovirus. En *Principios y práctica de enfermedades infecciosas pediátricas* (4ª ed., págs. 1089-1097). Elsevier Saunders.

Tratamiento y manejo

- Kimberlin, DW y Whitley, RJ (2015). Terapia antiviral de HSV-1 y -2. En *Investigación antiviral: estrategias en el descubrimiento de fármacos antivirales* (págs. 45-63). Prensa ASM.
- Griffiths, P. D., Stanton, A., McCarrell, E., Smith, C., Osman, M., Harber, M., ... y Emery, V. C. (2011). Vacuna contra el citomegalovirus glicoproteína B con adyuvante MF59 en receptores de trasplantes: un ensayo aleatorizado controlado con placebo de fase 2. *The Lancet*, 377(9773), 1256-1263.

Prevención y Salud Pública

- Adler, SP y Marshall, B. (2007). Citomegalovirus y guarderías infantiles: evidencia de una mayor tasa de infección entre los trabajadores de guarderías. *El Diario de Medicina de Nueva Inglaterra*, 317(10), 596-602.
- Pass, R. F., Zhang, C., Evans, A., Simpson, T., Andrews, W., Huang, M. L., ... y Britt, W. (2009). Prevención vacunal de la infección

materna por citomegalovirus. *The New England Journal of Medicine*, 360(12), 1191-1199.

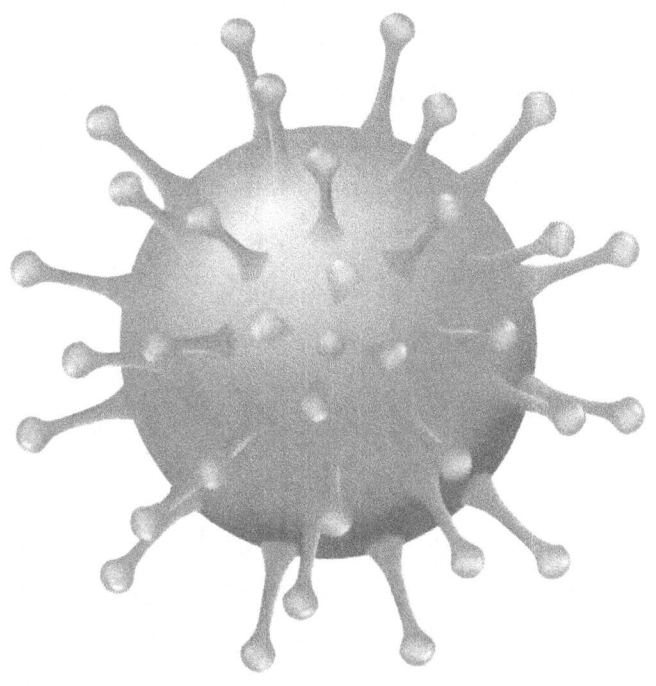